Die Behandlung psychischer Erkrankungen in Deutschland

Springer

Berlin
Heidelberg
New York
Barcelona
Budapest
Hongkong
London
Mailand
Paris
Santa Clara
Singapur
Tokio

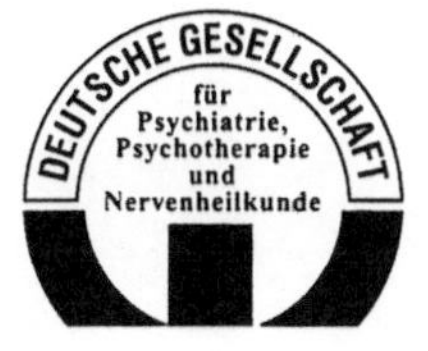

Deutsche Gesellschaft
für Psychiatrie,
Psychotherapie
und Nervenheilkunde

DGPPN

Die Behandlung psychischer Erkrankungen in Deutschland

Positionspapier zur aktuellen Lage und zukünftigen Entwicklung

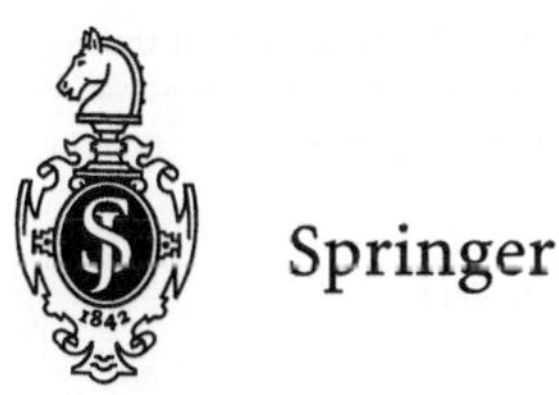

Springer

Deutsche Gesellschaft für Psychiatrie, Psychotherapie
und Nervenheilkunde – DGPPN
Virchowstr. 174, 45147 Essen

ISBN-13:978-3-540-63043-2 Springer-Verlag Berlin Heidelberg New York

Die Deutsche Bibliothek – CIP-Einheitsaufnahme
Deutsche Gesellschaft für Psychiatrie, Psychotherapie und Nervenheilkunde – DGPPN: Die
Behandlung psychischer Erkrankungen in Deutschland: Positionspapier zur aktuellen und
zukünftigen Entwicklung. Berlin; Heidelberg; New York; Barcelona; Budapest; Hong Kong;
London; Mailand; Paris; Santa Clara; Singapur; Tokio: Springer, 1997
    ISBN-13:978-3-540-63043-2   e-ISBN-13:978-3-642-60828-5
    DOI:10.1007/978-3-642-60828-5

Herstellung: PRO EDIT GmbH, D-69126 Heidelberg
Datenkonvertierung: Zechnersche Buchdruckerei, D-67330 Speyer
SPIN: 10630182   25/3135-5 4 3 2 1 0 – Gedruckt auf säurefreiem Papier

Inhaltsverzeichnis

1 Einleitung

1971 hat die Deutsche Gesellschaft für Psychiatrie und Nervenheilkunde (DGPN) einen Rahmenplan zur Versorgung psychisch Kranker in der Bundesrepublik vorgelegt. Diese *Denkschrift* diente im Vorfeld des von der Bundesregierung in Auftrag gegebenen *Enqueteberichts* über die Lage der Psychiatrie dazu, „zunächst unter den Psychiatern eine Übereinstimmung darüber herbeizuführen, welche Wege zu beschreiten und wie die Akzente zu setzen sind." Heute – gut 25 Jahre später – stellt sich die Versorgungslandschaft fraglos positiv verändert dar.

Die – wenn auch nicht restlose – Umsetzung der im *Enquetebericht 1975* aufgezeigten und in den Empfehlungen der Expertenkommission 1988 modifizierten Versorgungsleitlinien hat zu einer wesentlichen Verbesserung der stationären, teilstationären, komplementären und ambulanten Behandlungsbedingungen psychisch Kranker geführt und damit auch zu deren Entstigmatisierung beigetragen. Die *Psychiatrie-Personalverordnung* (1990) hat im stationären Bereich die personelle Struktur – und damit auch die Prozeßqualität psychiatrisch-psychotherapeutischer Versorgung wesentlich verbessert. Darüber hinaus konnte eine Vermehrung teilstationärer Einrichtungen und eine Verdichtung des ambulanten Netzes sowie eine intensivere Zusammenarbeit der psychiatrischen Institutionen mit psychosozialen Betreuungs- und Unterstützungseinrichtungen bis hin zu Laieninitiativen und Betroffenengruppen erreicht werden. Mit der *wissenschaftlichen Weiterentwicklung* des Faches in Diagnostik, Therapie, Rehabilitation und Prävention haben sich schließlich aber auch fachliche Sichtweisen und das Behandlungsspektrum psychischer Erkrankungen modifiziert und differenziert. Die Zunahme von empirisch abgestützten Erkenntnissen in der Diagnostik und Therapie psychischer Störungen ermöglichte die Überwindung von Schulenstreitigkeiten wie z. B. zwischen biologischer Psychiatrie und Psychotherapie und hier insbesondere zwischen Psychoanalyse und Verhaltenstherapie. Die ärztliche *Weiterbildungsordnung* hat mit der Einführung eines curricular breit weitergebildeten Arztes für Psychiatrie und Psychotherapie dieser Entwicklung Rechnung getragen und damit Anschluß an internationales Niveau gefunden. Insbesondere die *Integration psychotherapeutischer Methoden*, die ihren Ausdruck sowohl in der Neubenennung der Fachdisziplin als auch der wissenschaftlichen Fachgesellschaft – Deutsche Gesellschaft für Psychiatrie, *Psychotherapie* und Nervenheilkunde (DGPPN) – gefunden hat, trägt entscheidend zu einer weiteren Verbesserung der Versorgung bei.

Andererseits gibt es eine Reihe neuer Konstellationen, deren adäquate Bewältigung noch offensteht:

- Die *Wiedervereinigung* Deutschlands fordert einen Angleich der Versorgungsqualität zwischen den neuen und alten Bundesländern.
- Das *Gesundheitsstrukturgesetz* stellt mit seinen finanziellen Restriktionen das gesamte Gesundheitssystem vor neue Anforderungen. Insbesondere sind hier Entwicklungen zu beachten, die eine Verschlechterung der Versorgungsqualität von Patienten mit psychischen Erkrankungen in sich bergen, wie etwa über den schrittweisen Abbau der Psych-PV.
- Das *Pflege-Versicherungsgesetz* birgt neben Chancen auch Gefahren gerade für chronisch psychisch Kranke wegen der Gefahr einer Zweiklassenversorgung.
- Mit der zusätzlichen Einführung eines Arztes für *Psychotherapeutische Medizin* haben sich vielfältige, bisher in der Versorgung wenig beachtete Fragen der Differentialtherapie ergeben, d.h. mit welchen Methoden – und zwar entsprechend dem wissenschaftlichen Kenntnisstand – von wie weitergebildeten Ärzten psychische und psychosomatische Störungen behandelt werden sollten.
- Diese Konsequenz gilt auch für ein noch nicht verabschiedetes *psychologisches Psychotherapeutengesetz*, das neue Konstellationen im Versorgungssystem schaffen wird.
- Hinzu kommen auch die intensiven Bestrebungen zur Reform der *Approbationsordnung* für Ärzte und zur *Neuorganisation der Hochschulmedizin*, die ebenfalls nicht ohne Rückwirkung auf die Versorgungslandschaft bleiben werden.

Angesichts dieser Entwicklungen sowie vor dem Hintergrund eines auch gesetzlich verankerten Auftrags zur Qualitätssicherung im Gesundheitswesen scheint an der Schwelle zum 21. Jahrhundert eine neuerliche Bestandsaufnahme der Versorgungssituation psychisch Erkrankter in Deutschland angezeigt – mit dem Ziel einer Aktualisierung von Behandlungs- und Versorgungsleitlinien. Dabei geht es nicht um eine kurzgreifende berufspolitische Zielsetzung, sondern – vor dem Hintergrund des aktuellen Wissensstandes – um die künftige Struktur der Behandlung und Versorgung von Patienten mit psychischen Erkrankungen. Es handelt sich demnach um einen Zukunftsentwurf, dessen Realisierung nur durch eine Kooperation aller beteiligten Berufsgruppen möglich sein wird.

2 Die gesundheitspolitische Bedeutung psychischer Erkrankungen

2.1 Zum Begriff psychischer Erkrankungen/Störungen

Psychische Erkrankungen manifestieren sich im Erleben, Befinden und Verhalten, sie zeigen häufig einen protrahierten Verlauf und können die Lebensqualität der Betroffenen und ihrer Angehörigen erheblich beeinträchtigen. Gegenüber einem *Krankheitsbegriff* wird gegenwärtig zur Vermeidung ätiopathogenetischer Vorannahmen der auch in den operationalisierten Diagnosesystemen (ICD-10, DSM-IV) eingeführte Begriff der *psychischen Störungen* bevorzugt. Diese werden aufgefaßt als „klinisch bedeutsame Verhaltensmuster oder psychische Syndrome, die bei einer Person auftreten und mit momentanem Leiden oder mit einem stark erhöhten Risiko einhergehen, Schmerz oder Beeinträchtigung, einen tiefgreifenden Verlust an Freiheit oder Lebensqualität zu erleiden oder zu sterben" (Definition der WHO). Psychische Störungen lassen sich dementsprechend durch eine Vielzahl unterschiedlicher Konzepte definieren (z. B. subjektives Leiden, Kontrollstörung, Benachteiligung, Behinderung, mangelnde Flexibilität, Irrationalität etc.). Obwohl der Begriff psychische Störung eine Unterscheidung zwischen „psychischer" und „körperlicher" Störung impliziert, können psychische Störungen viel „Körperliches" und körperliche Störungen viel „Psychisches" enthalten (siehe hierzu Abb. 1). Unter Berücksichtigung dieser begrifflichen Differenzierung werden im vorliegenden Text „psychische Erkrankungen" bzw. „Störungen" synonym benutzt.

Eine Darstellung des Gesamtgebietes psychischer Störungen und z. B. seiner gegenwärtigen Gliederung findet sich in den modernen Klassifikationssystemen, z. B. ICD-10 (siehe Tabelle 1).

Die neuen, *operationalisierten Konzepte* zur Erfassung und Klassifizierung psychischer Störungen bringen eine Reihe von Vorteilen für die theoretische und praktische Arbeit in der Psychiatrie. Die *terminologische Vereinheitlichung* erleichtert die nationale und internationale Kommunikation, aber auch die Verständigung mit anderen Fachdisziplinen und administrativen Instanzen. Vor allem gewährleisten die Regeln für eine umfassende, in verschiedene Beschreibungsdimensionen oder Achsen gegliederte Befunderhebung eine systematische Berücksichtigung der wichtigsten Informationen für Diagnostik, Therapie und langfristige Behandlungsplanung. Dies betrifft gleichermaßen psychische Erkrankungen im engeren Sinne, Störungen der Persönlichkeit und ihrer Entwicklung, Beeinträchtigungen des psychosozialen Funktionsniveaus sowie soziale Be-

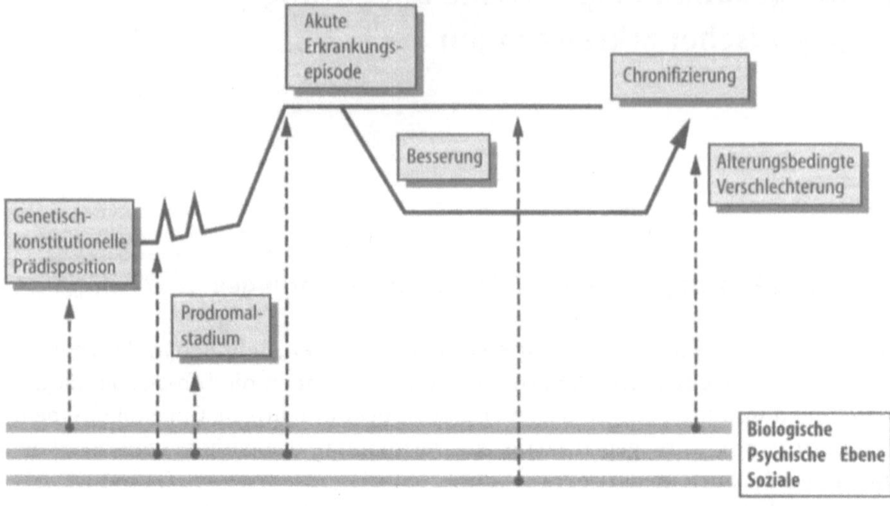

Für die Entstehung und den Verlauf psychischer Erkrankungen relevante Faktoren. Die Vulnerabilität, psychisch zu erkranken, ist primär genetisch bestimmt. Psychische Erkrankungen entstehen häufig in psychischen Belastungssituationen. Chronifizierungen sind oft durch soziale Faktoren, wie Vereinsamung, Arbeitslosigkeit etc. mit bedingt. Entsprechend diesem Mehrebenenmodell sind meist auch alle drei Ebenen betreffende Therapiemaßnahmen bei gewichtigen psychischen Erkrankungen indiziert.

Abb. 1. Verlaufsorientiertes Mehrebenenmodell psychischer Erkrankungen

lastungen, den Schweregrad der einzelnen Störungen und ihre Auswirkungen auf die Lebensqualität.

Allerdings muß trotz der unbestreitbaren Vorteile operationalisierter Klassifikationssysteme die *Komplexität psychischer Störungen* und des sie tragenden Be-

Tabelle 1. Internationale Klassifikation psychischer Störungen (ICD-10, Kapitel V (F))

F0	Organische, einschließlich symptomatischer psychischer Störungen
F1	Psychische und Verhaltensstörungen durch psychotrope Substanzen
F2	Schizophrenie, schizotype und wahnhafte Störungen
F3	Affektive Störungen
F4	Neurotische-, Belastungs- und somatoforme Störungen
F5	Verhaltensauffälligkeiten mit körperlichen Störungen oder Faktoren
F6	Persönlichkeits- und Verhaltensstörungen
F7	Intelligenzminderung
F8	Entwicklungsstörungen
F9	Verhaltens- und emotionale Störungen mit Beginn in der Kindheit und Jugend
F99	Nicht näher bezeichnete psychische Störungen

dingungsgefüges berücksichtigt werden. Diese erfordert beim einzelnen Patienten eine subtile psychopathologische, psychosoziale und somatische Befunderhebung durch einen umfassend weitergebildeten Facharzt bis hin zur kompetenten Nutzung der heute weit fortgeschrittenen neurobiologischen Untersuchungsmöglichkeiten und bildgebenden diagnostischen Verfahren. Zu beachten sind dabei die fließenden Übergänge der einzelnen Störungsbilder und ihrer Schweregrade, das vielschichtige Geflecht von Einflußfaktoren aus den Bereichen der genetischen Dispositionen, der biographischen Prägungen, der sozialen Belastungen, der Bewältigungsformen und der differenzierten therapeutischen Beeinflussungsmöglichkeiten. Während die floriden und typischen Krankheitsbilder relativ einfach erkannt werden können, erfordert die Diagnose der uncharakteristischen Früh- und Residualformen wie der atypischen Störungsbilder große Erfahrung.

Eine weitere Besonderheit liegt in den *engen Beziehungen zwischen psychischen und somatischen Störungen*, die für Fragen der Ätiopathogenese, Therapie und Prognose gleichermaßen wichtig sind. Die zahlreichen Überschneidungen psychischer Störungen untereinander als auch mit somatischen Erkrankungen machen die Integration der psychopathologischen, psychologischen und somatischen Untersuchungsebenen in eine umfassende medizinische Gesamtbetrachtung zwingend erforderlich. Derartige integrative Betrachtungsweisen für Diagnostik und Therapie betreffen nicht nur die initiale Phase vor Einleitung der Behandlung, sondern sind wegen der vielfältigen psychophysischen Interaktionen während des gesamten Verlaufes erforderlich (Abb. 1).

Reflektionsbedürftig ist in diesem Zusammenhang der Begriff der *psychosomatischen Störungen*. Er berührt sich mit dem Begriff der *somatoformen Störungen* der modernen Klassifikationssysteme, enthält aber historisch sehr viel weitergehende Konnotationen. Bei körperlichen Erkrankungen, die in der klassischen psychosomatischen Literatur als entscheidend psychogen (mit)bedingt galten, werden durch den Wissensfortschritt in der Medizin zunehmend somatische ätiopathogenetische Faktoren gefunden, wie bei Asthma bronchiale oder Ulcus duodeni. Die klinische Psychosomatik wendet sich immer mehr den *somatopsychischen Störungen* zu, d. h. den psychischen Konsequenzen von Krebserkrankungen, Rheuma und anderen chronisch verlaufenden primär körperlichen Erkrankungen. Da hier häufig Psychotherapie indiziert ist, entwickelte sich zunehmend die begriffliche Unschärfe, daß Psychosomatik sämtliche Störungen umfasse, die psychotherapeutisch behandelbar sind. Dies spiegelt sich in der Gleichsetzung von psychosomatischer und psychotherapeutischer Medizin wider und führt auch zur Zuschreibung primär psychischer Störungen zu diesem Bereich, z. B. Angststörungen, Zwangsstörungen, Persönlichkeitsstörungen oder Depressionen. Diese *Fehletikettierung* ist insofern außerordentlich problematisch, als sich gerade bei diesen Störungen abhängig vom Schweregrad, von der Chronizität und von Komorbiditäten komplexe therapeutische Verfahren unter Einbeziehung von Pharmako- und Soziotherapie wissenschaftlich als wirksam und damit indiziert erwiesen haben. Aus diesem Grunde wird in diesem Positionspapier der

Begriff der Psychosomatik in seinem eigentlichen Sinne verwandt. D.h., es werden als psychosomatisch nicht primär psychische bzw. psychotherapeutisch behandelbare, sondern somatische Erkrankungen bezeichnet, bei deren Entstehung oder Verlauf psychische Faktoren eine wesentliche Rolle spielen.

2.2   Häufigkeit psychischer Störungen

Wie große internationale Studien zeigen, haben psychische Störungen in der Allgemeinbevölkerung eine sehr hohe Prävalenz. Mehr als ein Drittel der Bevölkerung leidet irgendwann einmal im Leben an einer psychischen Erkrankung. Rund 25% der Bevölkerung erweisen sich im Laufe eines Jahres als behandlungsbedürftig wegen seelischer Störungen und Erkrankungen. Letztgenannte Ergebnisse werden bestätigt durch eine große nationale epidemiologische Feldstudie.

Dennoch wird den psychischen Erkrankungen in der Allgemeinmedizin, wie z.B. die entsprechenden Weiterbildungscurricula zeigen, noch nicht genügend Bedeutung zugemessen. Bei systematischer Untersuchung einer repräsentativen Auswahl von Patienten in der primärärztlichen Versorgung mit standardisierten diagnostischen Beurteilungsinstrumenten und Dokumentationsmethoden ergibt sich eine hohe Prävalenz psychischer Störungen, vor allem hinsichtlich *depressiver Störungen, Angststörungen, Alkoholabhängigkeit* und *Neurasthenie* (im Sinne von ICD-10), womit ausgeprägte Beeinträchtigungen in der Erfüllung der sozialen Rollen verbunden sind. Bemerkenswert ist auch die hohe Koinzidenz zwischen psychischen und chronischen somatischen Erkrankungen, wobei diese Konstellation mit besonders hoher psychosozialer Beeinträchtigung einhergeht. Die als effizient belegten spezifischen psychopharmakologischen und psychotherapeutischen Behandlungsmethoden werden aber nur in einer Minderzahl der Fälle genutzt. Das Problem der ausreichenden Erkennung und Behandlung gemäß einer fachgerechten differentiellen Therapieindikation erweist sich als noch gewichtiger, wenn man die hohe Komorbidität der somatischen Erkrankungen mit psychischen Störungen unterhalb der diagnostischen Schwelle der Klassifikationssysteme berücksichtigt. Gerade bei älteren Patienten in Betreuungseinrichtungen oder Heimen hat die subdiagnostische Morbidität mit psychischen Störungen einen hohen Einfluß auf Prognose und Lebensqualität. Bei der künftigen Versorgungsplanung ist zu beachten, daß die überwiegende Mehrzahl der Patienten mit psychischen Erkrankungen vom Hausarzt behandelt werden. Dies macht die Entwicklung eines für Hausärzte geeigneten *Curriculums zur „Grundversorgung bei psychischen und psychosomatischen Erkrankungen"* (bisher irreführend als „psychosomatische Grundversorgung" bezeichnet) dringend erforderlich.

2.3   Volkswirtschaftliche Kosten psychischer Störungen

Psychische Erkrankungen sind nicht nur mit großem Leiden für die Betroffenen und ihre Angehörigen, sondern auch mit quantifizierbaren Kosten verbunden. Dies betrifft sowohl direkte Kosten für die Behandlung psychischer Störungen im Gesundheitssystem als auch die damit verbundenen mittelbaren Folgelasten für das soziale Versorgungssystem. Industrialisierte Länder wenden zwischen 6 % und 13 % ihres Bruttosozialproduktes für die Gesundheitsversorgung insgesamt auf. Die Bundesrepublik nimmt hierbei einen Mittelplatz mit ca. 8 % ein. Von den Gesamtkosten werden ca. 10–15 % für die Behandlung seelischer Erkrankungen aufgewendet. Über diese direkten Behandlungs- und Betreuungskosten hinaus entstehen weitere, die direkten Kosten übersteigende volkswirtschaftliche Belastungen durch vorzeitigen Tod, Produktivitätsverlust und Arbeitslosigkeit. In Zusammenhang mit den indirekten Kosten sind insbesondere die Belastungen der Angehörigen hervorzuheben, die über lange Zeitstrecken einen Großteil der Pflege zu tragen haben. Darüber hinaus müssen Angehörige in Deutschland mit ca. 20 % der Gesamtkosten erhebliche Eigenmittel für Behandlung, Pflege und Rehabilitation der ihnen anvertrauten psychisch kranken Menschen einsetzen.

Internationalen Untersuchungen zufolge zählen die schizophrenen Psychosen zu den kostenintensivsten seelischen Erkrankungen. z. B. werden in den USA ca. 2 % des Bruttosozialproduktes für die Behandlung *schizophrener Psychosen* aufgewendet. Eine australische Untersuchung hat gezeigt, daß die Behandlung dieser Patienten ca. sechs mal höhere Krankheitskosten als die Behandlung von Myokardinfarkten verursacht. Die hohen Kosten stehen vor allem mit dem – aufgrund des frühen Krankheitsbeginns – langfristigen Verlauf, den häufig damit einhergehenden Behinderungen und dem zwangsläufig daraus resultierenden vielschichtigen Hilfebedarf in Zusammenhang.

Andere psychische Erkrankungen mit vergleichbarer volkswirtschaftlicher Bedeutung sind *Depressionen, Alkoholmißbrauch* und *-abhängigkeit* sowie *Altersdemenz.* Sie weisen jeweils einige erwähnenswerte gesundheitsökonomische Besonderheiten auf. So sind z. B. Depressionen vorrangig durch ein großes Mortalitätsrisiko durch Suizid gekennzeichnet. Besonders hoch sind die direkten und indirekten Kosten bei den Abhängigkeitserkrankungen. Dabei ist schätzungsweise von etwa drei Millionen Alkoholabhängigen, einer Million Medikamentenabhängigen und mindestens 100 000 Drogenabhängigen in Deutschland auszugehen. Die größte Bedeutung besitzt die Alkoholkrankheit, an deren Folgen jährlich etwa 40 000 Menschen versterben. Die deutliche Übersterblichkeit bei Alkoholkranken ist mitbedingt durch eine erhöhte Unfallgefährdung. So wird geschätzt, daß bei bis zu 25 % der Verkehrstoten, bei bis zu 40 % der zu Tode Gestürzten und bei 15 % der Ertrunkenen Alkohol beteiligt war. Alkoholmißbrauch und -abhängigkeit weisen zusätzlich ein hohes Maß an somatischer Komorbidität mit entsprechenden Folgekosten auf. Allein die gesetzlichen Rentenversicherungsträger haben im Jahre 1991 rund 22 500 Behandlungen von Alkoholabhängigen finanziert, wobei die durchschnittlichen Kosten je Patient mehr als 20 000 DM und die Gesamtkosten für 1991 mehr als 450 Millionen DM betrugen.

Aufgrund der im letzten Jahrzehnt beobachteten Häufigkeitszunahme haben in der gesundheitspolitischen Diskussion vor allem Abhängigkeitserkrankungen und die Altersdemenzen verstärkte Aufmerksamkeit erlangt.

Für einen Teil der genannten seelischen Erkrankungen werden die vorhandenen therapeutischen Möglichkeiten nicht hinreichend genutzt mit entsprechend negativen gesundheitsökonomischen Folgewirkungen. Dies gilt z. B. für die *medikamentöse Rückfallprophylaxe* bei schizophrenen Psychosen und Depressionen, die – unzureichend durchgeführt – mit einem erheblichen Rückfallrisiko und stationären Wiederaufnahmen verbunden ist. Wiederholte stationäre Aufnahmen stellen aber einen der gewichtigsten Kostenfaktoren, z. B. bei den schizophrenen Psychosen ca. 40 % der Gesamtkosten, einer umfassenden gemeindepsychiatrischen Versorgung dar. Eine konsequente und langfristig angelegte Behandlung verbessert deshalb nicht nur den Verlauf seelischer Erkrankungen und verhindert unnötiges Leid, sondern hilft darüber hinaus auch erhebliche Kosten zu sparen.

Die große Bedeutung der psychiatrischen Versorgung für die Kosten des Gesundheitssystems ergibt sich auch daraus, daß ca. 76 000 Betten in psychiatrischen Krankenhäusern vorgehalten werden (1992). Die Anzahl der Fachkrankenhäuser mit über 1000 Betten hat sich im Zeitraum von Anfang der 70er Jahre bis 1992 von 68 auf 3 reduziert, demgegenüber ist die Zahl der Abteilungen an Allgemeinkrankenhäusern (einschließlich Universitätskliniken) bis 1992 auf etwa 125 gestiegen. Parallel zur Reduzierung der Bettenzahl kam es zu einer Senkung der durchschnittlichen stationären Verweildauern von etwa 180 Tagen im Jahre 1975 auf ca. 60 Tage in Jahre 1992. Heute liegen die Verweildauern in psychiatrischen Abteilungen an Allgemeinkrankenhäusern, in den Akutbereichen der Fachkrankenhäuser sowie in Universitätskliniken in der Regel zwischen 30 und 40 Tagen.

Von den trotz Enthospitalisierung heute noch ca. 20 000 in Langzeitbereichen der großen psychiatrischen Krankenhäuser untergebrachten chronisch psychisch Kranken könnte ein weiterer Teil entlassen werden, wenn eine ausreichende komplementäre Versorgung am Ort verfügbar wäre. Ca. 100 000 chronisch psychisch Kranke leben inzwischen in Heimen und heimähnlichen Einrichtungen.

In der ambulanten Versorgung beträgt der Anteil der Nervenärzte an der Gesamtzahl der niedergelassenen Ärzte rund 5 %, wobei es insbesondere unter den psychotherapeutisch tätigen Ärzten in den letzten Jahren zu einer raschen Expansion gekommen ist.

Diese Angaben belegen die große volkswirtschaftliche Bedeutung einer differenzierten und bedarfsgerechten Versorgungsplanung, auf die in den folgenden Abschnitten eingegangen wird.

3 Stand des Wissens zu Entstehung, Diagnostik und Therapie psychischer Erkrankungen

3.1 Allgemeine Bemerkungen

Die Erforschung der Genese und Therapie psychischer Erkrankungen befindet sich in einem beeindruckenden Entwicklungsprozeß. Hierfür sind entscheidende Kenntnisfortschritte u. a. über die psychologischen und sozialen Aspekte der Entstehung, Aufrechterhaltung und Behandelbarkeit dieser Erkrankungsgruppe verantwortlich. Die *biologisch-psychiatrische Sichtweise* wurde vor allen Dingen durch rasche Fortschritte der Psychopharmakologie, der Molekularbiologie und Molekulargenetik, der bildgebenden Verfahren und der Elektrophysiologie erweitert. Insbesondere bildgebende Verfahren, wie die Positronenemissionstomographie oder die funktionelle Kernspintomographie und Kernspinspektroskopie ermöglichen inzwischen beim lebenden Menschen Einsichten in Funktionsabläufe und morphologische Strukturen des Gehirns unter normalen und krankhaften Bedingungen, wie sie noch vor zehn Jahren kaum denkbar waren.

Umfangreiche internationale Forschungsprojekte im Bereich der *Epidemiologie und Sozialwissenschaften* haben nicht nur wesentlich exaktere Einsichten in die Häufigkeit und die gesellschaftlichen Bedingungsgefüge psychischer Erkrankungen gegeben, sondern vor allen Dingen auch Risikofaktoren für deren Entstehung und Aufrechterhaltung aufgezeigt. Voraussetzung dafür waren international anerkannte Diagnosekriterien, insbesondere der WHO, die sich von Schulmeinungen und Ideologien zunehmend gelöst haben und sich lediglich auf überprüfbare deskriptive Krankheitscharakteristika beziehen.

Die *Psychotherapieforschung* hat neben den tradierten psychodynamischen Ansätzen zunehmend Verhaltens- und kognitive Aspekte psychischen Krankseins mit einbezogen. Dies hat zu subtileren, empirisch gut belegbaren Kenntnissen über die Entwicklung und Aufrechterhaltung psychischer Störungen sowohl im intra- als auch im interpersonellen Bezug geführt. Bei der Entwicklung von Therapieformen ist eine Abwendung von schulenspezifischen Psychotherapieverfahren zugunsten von auf einzelne Störungsbilder zugeschnittenen Vorgehensweisen erkennbar. Die Übertragung von Methoden der Effizienzprüfung von Psychopharmaka auf die Psychotherapieforschung hat zu eindeutigen Belegen für die Effizienz von einzelnen Psychotherapieverfahren bei bestimmten Störungsbildern geführt. Dennoch besteht ein erheblicher Nachholbedarf für eine prozeß- und ergebnisorientierte Psychotherapieforschung.

Mindestens so bedeutungsvoll wie die Fortschritte in diesen Einzelbereichen sind jedoch die internationalen Bemühungen um die *Integration dieser unterschiedlichen Ebenen*. Sowohl in der Forschung als auch in der klinischen Versorgung ist das intensive Bemühen erkennbar, *biopsychosoziale Ansätze* nicht nur als praxisferne Leerformel, sondern als konkrete Leitlinie zu verstehen. Das primär in der Schizophrenieforschung entwickelte *Vulnerabilitäts-Streß-Konzept* hat inzwischen allgemeine Bedeutung für die Entstehung psychischer Erkrankungen gewonnen und soll kurz ausgeführt werden (vgl. Abb. 2a, b).

1. Bei nahezu sämtlichen psychischen Störungen ist gut belegt, daß eine *familiäre Belastung* zu einer gegenüber dem Bevölkerungsdurchschnitt erhöhten Erkrankungswahrscheinlichkeit führt. Forschungen an eineiigen Zwillingen (EZ) konnten jedoch auch zeigen, daß bei psychischen Erkrankungen wie Schizophrenien, Depressionen, Angsterkrankungen etc. neben der genetischen Komponente andere, z. B. psychosoziale Faktoren für die Entstehung und Aufrechterhaltung von hoher Relevanz sind.

2. Darüber hinaus konnte nachgewiesen werden, daß *Entwicklungsschädigungen* (Abb. 2a) sowohl auf somatischem Gebiet – wie Geburtstraumata oder somatische Erkrankungen unter Beteiligung des zentralen Nervensystems – als auch auf psychischem Gebiet – wie der frühe Verlust der Eltern, schwere Vernachlässigung oder sexueller Mißbrauch – die Vulnerabilität, d. h. im Erwachsenenalter psychisch zu dekompensieren, entscheidend mitbestimmen.

3. Dem Ausbruch einer psychischen Erkrankung geht meistens eine *belastende Lebenssituation* voraus (Abb. 2a, b). Auch hierbei kann es sich um körperliche Erkrankungen oder eine psychische Streßsituation, wie einen chronischen Ehekonflikt, den Verlust einer nahestehenden Person oder des Arbeitsplatzes handeln.

4. Neben der konstitutionellen Vulnerabilität sind *soziale Unterstützung* des einzelnen und die individuelle Fähigkeit, mit belastenden Lebenssituationen umzugehen (*Copingstrategien*), entscheidend, ob sich eine psychische Erkrankung manifestiert oder nicht (Abb. 2b).

5. Die psychische Erkrankung selbst ist nur adäquat verstehbar einerseits unter Berücksichtigung neurobiologischer Faktoren, wie einer Entgleisung von zentralnervösen Transmittersystemen, und andererseits unter Berücksichtigung des durch die Erkrankung selbst wiederum ausgelösten psychischen Leidens und der daraus resultierenden interpersonellen und sozialen Probleme. Entsprechend dem Vulnerabilitäts-Streß-Modell muß man davon ausgehen, daß die biologischen Störungen nicht nur psychisches Leiden und soziale Probleme bedingen, sondern daß vice versa diese wiederum als Streßfaktoren die neurobiologischen Auffälligkeiten intensivieren (Abb. 2b).

6. Der Verlauf und die Gefahr der Chronifizierung psychischer Erkrankungen hängt entscheidend von dem Wechselspiel somatischer, psychischer und sozialer Aspekte ab. D.h., eine prinzipiell rasch korrigierbare neurobiologische Entgleisung kann durch schwere psychosoziale Streßfaktoren chronifizieren.

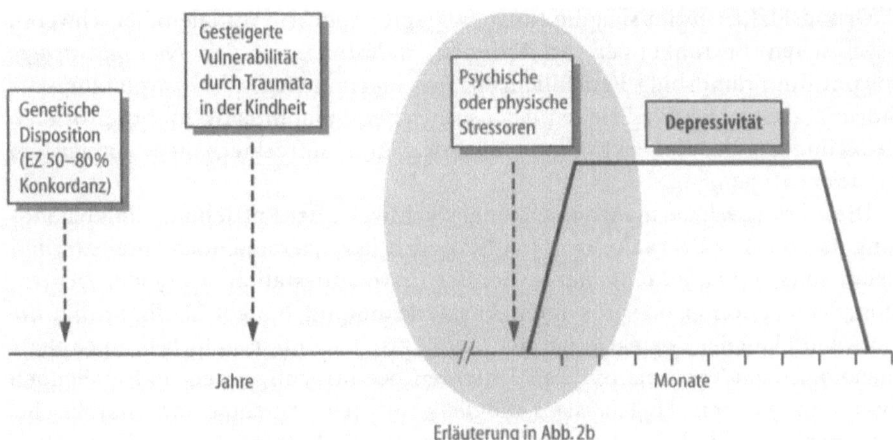

Am Beispiel von Depressionen verdeutlicht das Schema, daß genetische Belastung und psychische sowie physische Traumata in der Kindheit zu einem gesteigerten Risiko, d. h. erhöhter Vulnerabilität führen, im Erwachsenenalter depressiv zu erkranken. Diese Krankheitsphasen werden meist durch psychische Belastung, wie etwa den Verlust eines nahestehenden Menschen, oder auch eine körperliche Erkrankung, wie eine Pneumonie, ausgelöst. Weitere Erläuterungen siehe Text.

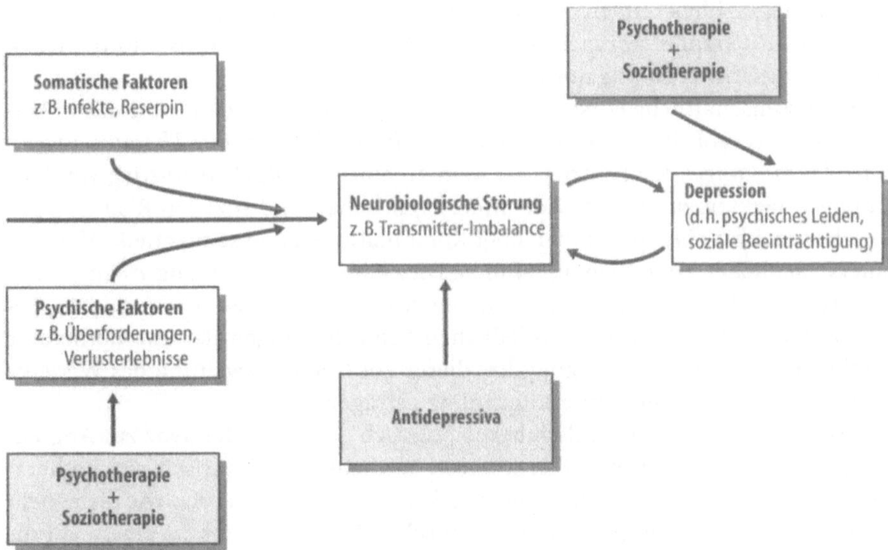

Die in Abbildung 2a dargestellte Auslösung einer Depression durch psychische und physische Stressoren soll in dieser Abb. 2b verdeutlicht werden. Depressionen sind mit einer Störung des Hirnstoffwechsels, etwa einer sogenannten Transmitter-Imbalance, verbunden. Hierauf zielende Medikamente, die Antidepressiva, können Depressionen beheben. Da jedoch häufig psychische Belastungen nicht nur Depressionen auslösen, sondern diese auch aufrechterhalten, ist deren gezielte Behandlung durch Psycho- und Soziotherapie ebenfalls antidepressiv wirksam. Die Abbildung verdeutlicht, daß in der Regel eine kombinierte Therapie die größten Erfolgsaussichten besitzt.

Abb. 2 a, b

Grundsätzlich ergibt sich die Notwendigkeit (Abb. 2b), vor allem bei schweren psychischen Erkrankungen im Rahmen *mehrdimensionaler Therapieansätze* sowohl die prämorbide Persönlichkeit, die zugrundeliegende neurobiologische Störung, das subjektive Erleben der psychischen Symptomatik und die sozialen Belastungen, die die Erkrankung auslösen und aufrechterhalten können, zu berücksichtigen.

Diese erforderliche mehrdimensionale Sichtweise der Entstehung und Behandlung psychischer Erkrankungen hat bezüglich der Therapie noch eine entscheidende *longitudinale Komponente:* Bei der Erstmanifestation etwa einer Depression, Schizophrenie, oder schweren Angsterkrankung, besteht häufig primär die Notwendigkeit der Korrektur der neurobiologischen Entgleisung, d. h. einer pharmakologischen Therapie der den Patienten beeinträchtigenden und quälenden Symptomatik. Erst danach ist es möglich, mit dem Patienten innerpsychische, zwischenmenschliche und soziale Belastungen psychotherapeutisch zu bearbeiten, die für das Verständnis der Auslösung der Erkrankung relevant sind. Erst bei Rückgewinnung der Fähigkeit zur eigenständigen Lebensführung sind sozialpsychiatrische Maßnahmen, wie Hilfen zur beruflichen Rehabilitation, angezeigt. D.h., die unterschiedlichen Dimensionen der Behandlung psychischer Erkrankungen stehen in engem Kontext mit dem jeweiligen Zustandsbild des Patienten, der im Vordergrund stehenden Symptomatik und vorhandenen Bewältigungsressourcen. Bei rezidivierenden oder chronischen Erkrankungen ist somit ein *kontinuierlicher differentialtherapeutischer Prozeß* bezüglich der jeweils erforderlichen Behandlungsschwerpunkte notwendig.

Die wissenschaftliche Forschung hat sich insbesondere in den letzten zehn Jahren sehr stark auf die *Mehrdimensionalität in der Genese und Therapie psychischer Erkrankungen* konzentriert. Es kam zu einem deutlichen Anstieg von Forschungsprojekten zu biologischen, innerpsychischen und sozialen Risikomodellen, aber auch zu Therapiestudien über Kombinationen und sequentielle Abfolgen unterschiedlicher Therapiemaßnahmen. Dies hat in der Forschung zu einer Auflockerung der früher scharfen Trennlinien zwischen biologischer Psychiatrie, Sozialpsychiatrie und den unterschiedlichen Schulrichtungen der Psychotherapie geführt. Die klinische Versorgung hat dieser enormen Ausweitung des Wissensstandes jedoch nur sehr bedingt Rechnung getragen.

Insbesondere die vornehmlich berufspolitisch getragene Tendenz zur Abgrenzung psychologischer Psychotherapie von ärztlicher psychiatrisch-psychotherapeutischer Versorgung muß hier genauso kritisch gesehen werden wie die zunehmende Einrichtung von psychotherapeutischen Fachkliniken bzw. einem auf die Psychotherapie reduzierten Facharzt zur Behandlung psychischer und psychosomatischer Erkrankungen.

Zur exakteren Untermauerung der Sichtweise, daß nur eine mehrdimensionale Vorgehensweise in der Diagnostik und Therapie psychischer Erkrankungen adäquat ist, soll der gegenwärtige, empirisch gewonnene Wissensstand an einigen besonders relevanten Krankheitsbildern im folgenden dargestellt werden. Die Erörterung über Ätiopathogenese und Therapie depressiver Störungen, von

Zwangsstörungen, Schizophrenien, Alkoholismus und Persönlichkeitsstörungen kann die Anforderungen, die sich daraus für die klinische Versorgung ergeben, besonders verdeutlichen.

3.2 Einzelne Störungen

3.2.1 Depressive Störungen

Depressive Erkrankungen haben einen außerordentlich hohen gesundheitspolitischen Stellenwert. Sie stellen neben Angsterkrankungen die häufigsten psychischen Erkrankungen dar. Ausgeprägte Depressionen haben in der Bevölkerung eine Punktprävalenz von 7 %. Unter Hinzuziehung leichterer, jedoch klinisch relevanter Formen wie der Dysthymien und der wiederkehrenden kurzen Depressionen („brief recurrent depression") ist von einer Prävalenz von 15 % auszugehen. D. h., jeder siebte erwachsene Deutsche leidet an einer behandlungs- oder zumindest beratungsbedürftigen depressiven Verstimmung. Dies verdeutlicht sich an den Ergebnissen einer kürzlich von der WHO durchgeführten Studie zu psychischen Störungen in Hausarztpraxen. Dort ergab sich, daß jeder zehnte Patient an einer depressiven Episode leidet.

In der internationalen Diagnostik depressiver Erkrankungen wurde inzwischen die Aufteilung in sogenannte endogene und neurotische Depressionen aufgegeben. Diese Dichotomisierung beruhte auf Modellen zur Entstehung und Behandelbarkeit dieser beiden Depressionsformen, wonach endogene Depressionen primär durch neurobiologische Auffälligkeiten bedingt und pharmakologisch zu behandeln seien, während neurotische Depressionen psychogene Störungen und damit die Domäne einer Psychotherapie darstellen sollten. Diese Sichtweise hat einer genaueren empirischen Überprüfung nicht standgehalten. Alle Depressionsformen haben eine genetische Komponente, weisen psychosoziale Stressoren als Risikofaktoren auf, besitzen biologische Auffälligkeiten, wie etwa eine Erhöhung von Streßhormonen im Blut, und reagieren positiv auf Antidepressiva und Psychotherapie.

Im Hinblick auf die Therapie ist vornehmlich der Schweregrad entscheidend, ob eine alleinige Psychotherapie ausreicht oder eine antidepressive Medikation erforderlich ist. Andererseits zeigte sich auch bei medikamentös zu behandelnden Depressionen, daß sich durch eine begleitende Psychotherapie nicht nur die Behandlungsbereitschaft erhöhen läßt, sondern auch die Langzeiteffekte positiv beeinflußt werden. In den letzten Jahren verbesserten sich die Therapiemöglichkeiten durch eine Ausdifferenzierung der pharmakologischen Möglichkeiten sowie die Erarbeitung spezifischer Psychotherapien. Dies bedeutet jedoch auch die Notwendigkeit einer hohen pharmakologischen und psychotherapeutischen Kompetenz der Therapeuten. Bei chronifizierten und wiederkehrenden Depressionen sind darüber hinaus häufig sozialpsychiatrische Interventionen, etwa zur beruflichen Wiedereingliederung, zur Findung adäquater Wohnmöglichkeiten oder zur sozialen Reintegration unabdingbar.

Diesem Stand des Wissens steht eine als ungünstig zu beurteilende Versorgungssituation depressiver Patienten entgegen. Umfangreiche epidemiologische Untersuchungen haben auch in Deutschland ergeben, daß nur ein kleiner Teil der Patienten überhaupt als depressiv erkrankt diagnostiziert und daraufhin adäquat behandelt wird. Nur wenige Prozent der Patienten erhalten eine lege artis durchgeführte Antidepressivatherapie bzw. eine Psychotherapie mit einem empirisch als effizient belegten Verfahren. Ohne daß hierzu exakte Zahlen vorliegen, ist für den stationären Bereich als sehr bedenklich zu erachten, daß depressive Patienten häufig in internistischen oder rein psychotherapeutischen Kliniken behandelt werden. Gerade Patienten, die nicht mehr ambulant zu behandeln sind, sollten dem Stand des Wissens entsprechend nur in Kliniken aufgenommen werden, die ein mehrdimensionales Therapiekonzept auf hohem Niveau, und zwar wohnortnah, anbieten können. Die Effizienz eines solchen stationären psychiatrisch-psychotherapeutischen Vorgehens konnte kürzlich in einer Qualitätssicherungsstudie in Baden-Württemberg belegt werden.

Im ambulanten Bereich ist zu fordern, daß die hausärztliche Kompetenz insbesondere in der Diagnostik, aber auch in den Grundlagen einer mehrdimensionalen Therapie depressiver Erkrankungen verbessert und die Überweisungsquote an hierfür spezialisierte Fachärzte den hohen Ansprüchen einer ambulanten Therapie entsprechend erhöht wird. Psychologische Psychotherapeuten sollten nur in enger Absprache und Kooperation mit Ärzten für Psychiatrie und Psychotherapie therapeutisch tätig werden. Die oft schwierige, im Verlauf der Erkrankung sich häufig ändernde Differentialindikation pharmako-, psycho- und sozialtherapeutischer Interventionen kann von Psychologen allein nicht adäquat geleistet werden. Außerdem sind etwa 15 % der depressiven Episoden im Zusammenhang mit einer körperlichen Erkrankung zu sehen. Auch für rein psychotherapeutisch tätige Ärzte gilt, daß eine psychotherapeutische Behandlung ausgeprägt erkrankter Patienten nicht von dem komplexen differentialtherapeutischen Prozeß abgekoppelt werden sollte, der eine breite Kompetenz in der Psychopharmakologie, Sozialpsychiatrie und Psychotherapie voraussetzt.

3.2.2 Zwangsstörungen

Ein weiteres Beispiel für die wechselseitige Interaktion psychischer und neurobiologischer Faktoren bei der Pathogenese psychischer Erkrankungen stellen die Zwangsstörungen dar. Während man früher davon ausging, daß Zwangsstörungen selten sind, konnten neuere epidemiologische Untersuchungen nachweisen, daß 1–2 % der erwachsenen Allgemeinbevölkerung an einer ausgeprägten und therapiebedürftigen Zwangsstörung leiden. Damit gehört sie zu den vier häufigsten psychischen Störungen.

Eine Reihe von psychologischen Hypothesen wurde für die Entstehung von Zwängen vorgeschlagen. Neben psychodynamischen Konzepten wie etwa einem Konflikt zwischen aggressiven Triebimpulsen (Es) und rigidem Über-Ich wurden eine Reihe von Modellen im Bereich der kognitiven und Verhaltenstherapie entwickelt. Letztere beruhen auf den lerntheoretischen Prinzipien des Modellernens sowie der klassischen und operanten Konditionierung. Alle diese psychologischen Verstehensweisen und die daraus resultierenden therapeutischen Konsequenzen haben lange Zeit die Behandlung von Zwangspatienten bestimmt. Inzwischen zeichnet sich jedoch ein komplexeres ätiopathogenetisches Konzept ab. Seit mehr als hundert Jahren wird auch die Rolle neurobiologischer Faktoren bei der Pathogenese von Zwängen diskutiert. Diese Hypothese stützt sich auf klinische Beobachtungen und in neuerer Zeit auf Forschungsergebnisse vor allem mit bildgebenden Verfahren. Klinische Beobachtungen an neurologischen Erkrankungen, die mit einer Schädigung der Basalganglien einhergehen, wie Encephalitis lethargica von Economo, Gilles de la Tourette-Syndrom und Chorea Sydenham, legten die Vermutung nahe, daß eine Schädigung der Basalganglien ursächlich an der Entstehung von Zwängen beteiligt sein könnte. Neuere Untersuchungen mit bildgebenden Verfahren, wie Positronenemissionstomographie, funktioneller Kernspintomographie und Protonenspektroskopie, haben die Hypothese einer Dysfunktion zwischen Frontalhirn und Basalganglien erhärtet. Mehrere Untersucher konnten unabhängig voneinander zeigen, daß bei Zwangspatienten eine erhöhte Glukoseutilisation in Teilen des Frontalhirns (Gyrus orbitalis bilateral), im Basalgangliensystem (Nucleus caudatus bilateral) sowie im vorderen Anteil des limbischen Systems (Gyrus cinguli) nachgewiesen werden kann. Neuere Untersuchungen mit der funktionellen Kernspintomographie zeigen ähnliche Befunde. Sowohl medikamentöse Behandlungen mit Serotonin-Wiederaufnahmehemmern als auch kognitive Verhaltenstherapie führten zu signifikanten Veränderungen der Glukoseutilisation in den genannten Hirnarealen. Damit konnte erstmals gezeigt werden, daß auch psychologische Interventionen, wie kognitive Therapiestrategien, Veränderungen in zentralnervösen biologischen Systemen herbeiführen können – ein weiterer Beleg für die enge Interaktion zwischen psychischen und neurobiologischen Faktoren. Weitere Argumente für eine neurobiologische Mitverursachung von Zwängen ergeben sich aus Befunden der Psychopharmakologie. Während Benzodiazepine, noradrenerg wirkende Antidepressiva und Neuroleptika in einer Vielzahl von Studien keine klinische Wirksamkeit bei Zwangspatienten zeigten, ließ sich in Studien gegenüber Placebo nachweisen, daß die Gabe von Serotonin-Wiederaufnahmehemmern Zwangssymptome signifikant reduziert. Dieser Befund gilt sowohl für nichtselektive wie selektive Serotonin-Wiederaufnahmehemmer und erhält zusätzliches Gewicht durch die Tatsache, daß die Placebo-Responserate bei ausgeprägten Zwangsstörungen gleich Null ist. Die pharmakologischen Befunde sprechen dafür, daß neben anderen Neurotransmitterstörungen eine Dysfunktion des serotonergen Systems an der Entstehung von Zwangssymptomen maßgeblich beteiligt ist.

Die Tatsache, daß sowohl psychologische als auch neurobiologische Faktoren eine wichtige Rolle bei der Pathogenese der Zwangsstörung spielen, führte zu unmittelbaren klinischen Konsequenzen. Als psychotherapeutisches Verfahren der Wahl gilt die Verhaltenstherapie, insbesondere die Exposition mit Reaktionsmanagement, deren klinische Effektivität in einer Vielzahl kontrollierter Studien belegt werden konnte. Psychopharmakologisch ist die Behandlung mit Serotonin-Wiederaufnahmehemmern allen anderen medikamentösen Behandlungsstrategien signifikant überlegen. Damit stellte sich die Frage, inwieweit die Kombination von Verhaltenstherapie mit der Gabe eines Serotonin-Wiederaufnahmehemmers der alleinigen Psychotherapie bzw. Pharmakotherapie überlegen ist. Erste placebokontrollierte Multizenterstudien konnten zeigen, daß die Kombination von Verhaltenstherapie und medikamentöser Behandlung mit einem Serotonin-Wiederaufnahmehemmer der Verhaltenstherapie in Kombination mit Placebo bei der Therapie von Zwangsgedanken signifikant überlegen ist. Die Kombination von Verhaltenstherapie mit einem Serotonin-Wiederaufnahmehemmer war auch bei Zwangspatienten mit einer begleitenden sekundären Depression gegenüber der alleinigen Verhaltenstherapie signifikant wirkungsvoller. Dagegen hat sich bei der Kombination einer Zwangssymptomatik mit motorischen Tics die zusätzliche Gabe eines Neuroleptikums als notwendig erwiesen. Somit zeigt sich, daß nur die Einbeziehung von psychologischen als auch neurobiologischen Faktoren der Komplexität von Zwangserkrankungen sowohl bei der Erforschung ätiopathogenetischer Hypothesen als auch bei der Behandlung gerecht wird.

Für die Behandlung der Zwangsstörung gilt somit die gleiche Forderung nach einem Mehrebenenansatz, wie er auch für andere psychische Erkrankungen gefordert wird. Neben der psychopharmakologischen und psychotherapeutischen Therapie kommt hierbei der sozialpsychiatrischen Behandlung und Rehabilitation größte Bedeutung zu, zumal bei ausgeprägten Zwangsstörungen in der Regel Arbeitsunfähigkeit und schwere Störungen im familiären und sozialen Umfeld vorliegen. Auch ein alleiniger pharmakologischer oder psychotherapeutischer Ansatz würde den vielfältigen Problembereichen, die in der Regel bei Zwangspatienten vorliegen, nicht gerecht werden.

3.2.3 Schizophrenien

Patienten mit schizophrenen Erkrankungen, mit einer Prävalenz zwischen 0,5 und 1 % der Bevölkerung, beanspruchen in nennenswertem Ausmaß die Ressourcen unseres Gesundheits- und Sozialsystems. Die Vielfalt des klinischen Erscheinungsbildes mit den psychosespezifischen Ausprägungen der Erkrankung sowie die Komplexität der Verläufe stellen eine besondere Herausforderung an Kompetenz und Engagement des behandelnden Arztes dar. Die in Betracht kommenden rehabilitativen Maßnahmen erfordern ein großzügig angelegtes Netz psychosozialer Einrichtungen.

Für die Ätiopathogenese schizophrener Erkrankungen müssen eine größere Zahl von Faktoren berücksichtigt werden. Sie finden im Vulnerabilitäts-Streß-Modell (s. o.) ihren Niederschlag, dem zur Zeit am besten etablierten Modell schizophrener Erkrankungen. Hiernach bedingen eine Reihe vor allem biologischer Faktoren eine Vulnerabilität, die zum Ausbruch (oder auch zum Rückfall) der Erkrankung führt, wenn bestimmte Stressoren hinzukommen. Wichtige Vulnerabilitätsfaktoren sind eine genetische Disposition (Erhöhung des Erkrankungsrisikos um das 15fache für Kinder oder Geschwister eines schizophren Kranken), eine dopaminerge Dysfunktion und Hirnreifungsstörungen, die in makroskopischen und mikroskopischen morphologischen Auffälligkeiten bestimmter Hirnregionen wiederzufinden sind. Zu den umweltbedingten Faktoren zählen insbesondere belastende Lebensereignisse, ein Familienklima mit Kritik oder emotionalem Überengagement („High Expressed Emotion") sowie eine überstimulierende soziale Umgebung.

Die heutige in ICD-10 und DSM-IV vorzufindende Typologie der Schizophrenie und insbesondere die Unterscheidung eines paranoiden, hebephrenen und katatonen Subtypus wurde in nahezu gleicher Form bereits von Kraepelin zu Anfang dieses Jahrhunderts eingeführt. Wegen vieler Unzulänglichkeiten einer solchen Differenzierung schizophrener Erkrankungen hat in dem Bemühen um validere Ansätze in den letzten zehn Jahren insbesondere das Positiv-Negativ-Konzept Bedeutung erlangt. Patienten mit sog. positiver unterscheiden sich von solchen mit sog. negativer Symptomatik vor allem hinsichtlich prämorbider Merkmale, hirnmorphologischer Befunde, Effizienz einer Neuroleptikatherapie und der Prognose. Wenngleich sich die Positiv-Negativ-Dichotomie schizophrener Erkrankungen insbesondere aus wissenschaftlicher Sicht noch immer als eine zu grobe Vereinfachung erwies, hat sie sich für die klinisch-praktische Versorgung der Patienten als vorteilhaft erwiesen.

Schizophrenien können einen sehr unterschiedlichen und – bei unserem heutigen Wissensstand – im Einzelfall nur sehr unvollkommen voraussagbaren Verlauf nehmen. Traditionell galten sie als eine Erkrankungsgruppe mit fortschreitendem geistigem Abbau und sozialer Verelendung. Diese Einschätzung ist aufgrund groß angelegter epidemiologischer Studien der letzten Jahrzehnte grundlegend zu revidieren. Im Langzeitverlauf bleibt nur bei etwa einem Drittel der Patienten eine schizophrenietypische Residualsymptomatik. Etwa die Hälfte der Patienten bleiben erwerbstätig und nur etwa 1/4 sind erwerbs- bzw. arbeitsunfähig. Solche Daten ermutigen zum intensiven medizinischen und rehabilitativen Bemühen während der akuten und subakuten Phasen der Erkrankung.

Für die wirksame Behandlung schizophrener Symptomatik mit Neuroleptika dürfte künftig die Entwicklung sogenannter atypischer Neuroleptika bedeutsam werden, die idealerweise keine extrapyramidal-motorische Symptomatik inklusive Spätdyskinesien hervorrufen und dabei hohe Effizienz auch gegenüber der Negativ-Symptomatik aufweisen sollten. Eine effektive Rückfallprophylaxe gelingt nur unter der Kombination von Psychopharmako-, Sozio- und Psychotherapie. Multizentrische Studien haben übereinstimmend gezeigt, daß eine kontinuierliche Neuroleptikamedikation das Rückfallrisiko um etwa 50 % senkt. Im psychotherapeutischen Bereich haben sich insbesondere psychologische Trainingsprogramme, welche die kognitive Leistungsfähigkeit und die soziale Kompetenz verbessern, sowie familientherapeutische Ansätze mit besonderem Blick auf „High Expressed Emotion"-Konstellationen und Psychoedukation als erfolgreich erwiesen. Als besonders wirksam für die Rehabilitation schizophren Erkrankter hat sich in den letzten Jahrzehnten der Ausbau der komplementären psychiatrischen Einrichtungen gezeigt. In einem breiten Spektrum an wohnortnahen Einrichtungen kann den Patienten für die Bereiche Wohnen, Arbeit, und Freizeit ein sehr differenziertes, auf sie zugeschnittenes Rehabilitationsprogramm vermittelt werden.

Die vielfachen, nur multiprofessionell, d. h. unter Einbeziehung von Psychologen, Pflegepersonal, Ergotherapeuten, Sozialarbeitern etc. zu leistenden Ansätze in der Behandlung Schizophrener werden sich für den einzelnen Patienten nur dann als erfolgreich erweisen, wenn sie gebündelt unter der Koordination eines Arztes eingesetzt werden, der die Besonderheiten dieses komplexen Krankheitsbildes bestens kennt und mit ihnen umzugehen weiß. Dies kann in der Regel nur von einem Arzt mit breiter somato-psycho- und soziotherapeutischer Kompetenz geleistet bzw. koordiniert werden, sei es während der stationären Behandlung oder auch im Verlauf der ambulanten Weiterbehandlung und Rehabilitation.

3.2.4 Suchterkrankungen

Zur Zeit ist in Deutschland von rund 3 Millionen Alkoholabhängigen auszugehen. Etwa die doppelte Zahl betreibt einen behandlungsbedürftigen Alkoholmißbrauch, so daß ca. 10 Millionen Bundesbürger betroffen sind. Theorien zur Entstehung und Therapien von Suchterkrankungen blicken auf eine jahrhundertelange, wechselvolle Geschichte. Die Forschung der letzten Jahre hat sich auf eine mehrdimensionale Betrachtung der Sucht hinbewegt und bereits begonnen, die Ergebnisse in die therapeutische Routine zu integrieren. Soziale Verhältnisse z. B. beeinflussen süchtiges Verhalten, Sucht ist aber kein schichtspezifisches oder konjunkturabhängiges Phänomen, das durch Änderung der sozialen Verhältnisse bereits zu therapieren wäre. Sucht wird wohl auch auf eine subtile, psychologisch erklärbare Art und Weise erlernt, aber genauso existiert ein neurobiologisches „Suchtgedächtnis", das psychologischen Interventionen primär nur schwer zugänglich ist und die Therapie kompliziert. Umgekehrt wird der eine oder andere Suchttyp nach allem, was wir bisher wissen, mit einem bestimmten genetischen Phänotyp und den konsekutiven neurobiologischen Folgen, z. B. im Bereich des Dopaminsystems, assoziiert sein. Jedoch trägt dieses Wissen ohne Kenntnis der psychosozialen Entwicklung und Risikofaktoren nicht dazu bei, die Suchterkrankung eines Individuums allein durch das genetische Risiko zu erklären.

Die beispielhafte Aufzählung zeigt bereits, daß jeder monokausale Erklärungs- und vor allem Therapieansatz lückenhaft bleiben muß, und nur eine integrative Betrachtung weiterführt, die soziale, psychologische, pharmakologische und molekularbiologische und -genetische Aspekte vereint und in die klinisch-therapeutische oder präventive Arbeit umsetzbar ist. Dies heißt auch, Abschied zu nehmen von pragmatisch wie didaktisch bisher sinnvoll erscheinenden, theoretisch und therapeutisch aber fragwürdigen Konstrukten, die die Suchttherapie in eine medizinisch-pharmakologische Entgiftungsphase und eine psychotherapeutische Motivations- und Entwöhnungsphase unterteilen. Auch wenn sich die Präferenzen im Laufe einer oft jahrelangen Behandlung verschieben mögen, so wird jeder Abschnitt die medizinische, psychopharmakologische, psychotherapeutische und soziotherapeutische Interventionsebene in einem Gesamtkonzept berücksichtigen müssen. Hierarchisch gegliederte Behandlungsziele, die von der reinen Sicherung des Überlebens und Verhinderung von körperlichen Folgeschäden bis zur konstruktiven Bearbeitung von Rückfällen und Stärkung des Selbsthilfepotentials reichen, tragen einer solchen differenzierteren Sichtweise bereits Rechnung.

Die Effizienz dieses integrativen Ansatzes, der psychopharmakologische, psychotherapeutische und soziotherapeutische Behandlungsmodalitäten nicht künstlich trennt, sondern als kontinuierliche Behandlungseinheit versteht, wird zunehmend empirisch bestätigt.

In der sogenannten Entgiftungsphase wurde durch Psychopharmaka schon immer das Auftreten schwerer, auch lebensbedrohlicher Entzugssyndrome verhindert, die durch die neurobiologischen Wirkungen beim Entzug eines Suchtmittels erzeugt werden. Es zeigte sich, daß der Einsatz von psychotherapeutischen Interventionen bereits in dieser Phase die Bereitschaft zu weiterführenden Therapien erhöht, und damit das Ziel der Abstinenz für eine größere Patientengruppe erreichbar wird.

Umgekehrt ist nicht nur die Integration des psychotherapeutisch-motivationalen Aspektes in die pharmakologische Behandlung der Entzugssymptomatik notwendig, sondern auch die sogenannte Entwöhnungsphase ist kein rein psychotherapeutisch zu meisternder Entwicklungsschritt. Neurobiologische Untersuchungen haben wahrscheinlich gemacht, daß die psychischen Phänomene der Sucht, z. B. das starke, Rückfälle provozierende Verlangen nach der Substanz, auch ein neurobiologisches Substrat haben. Auch nach der Entgiftung können Veränderungen im Bereich der Neurotransmitterrezeptoren persistieren, wie es für Glutamat- oder Opioidrezeptoren wahrscheinlich gemacht wurde. Hierin liegt das Rationale für die Entwicklung von sog. „Anti-Craving"-Substanzen, die diese Veränderungen kupieren sollen, um Rückfälle zu vermeiden. Die Ergebnisse, z. B. mit Glutamatantagonisten oder Opiatantagonisten bei der Alkoholabhängigkeit, sind vielversprechend und konnten zeigen, daß eine kombinierte psychotherapeutisch-pharmakologische Intervention die Abstinenzraten fast verdoppeln kann. Zukünftige Untersuchungen haben zu klären, ob neurobiologische, möglicherweise genetisch vermittelte Besonderheiten bereits bei der Entstehung der Sucht eine Rolle spielen und sich nicht erst als Folge langjährigen Mißbrauchs im Sinne eines „Suchtgedächtnisses" entwickeln. Die Entschlüsselung des neurochemischen Belohnungssystemes des Gehirns und seiner genetischen Bedingtheit sind die Eckpunkte dieser Forschung.

Das neurochemische Belohnungssystem ist möglicherweise auch eine der Schnittlinien, wo sich Suchterkrankungen mit anderen psychischen Störungen treffen, die eine psychopharmakologische Behandlung zusätzlich zur psychotherapeutischen Suchtbehandlung und -prävention notwendig machen. Überzufällig häufig sind Abhängigkeitssyndrome mit affektiven Erkrankungen kombiniert und die neurobiologisch veränderten Belohnungssysteme des Gehirns, wie das Dopaminsystem, sind ein zu postulierender gemeinsamer Nenner der sich klinisch unterschiedlich darstellenden Störungen. Das Übersehen dieser Komorbiditäten im Rahmen der klinischen Diagnostik wird zu insuffizienten Therapien sowohl der Sucht oder des Substanzmißbrauchs als auch der Depression oder Angsterkrankung führen. Die Pharmakotherapie der assoziierten Störung, oft i. S. einer Langzeitmedikation, muß hier integrativer Bestandteil der Psychotherapie der Sucht sein.

Diese Beispiele verdeutlichen, daß Suchttheorie wie Suchttherapie zunehmend in allen Phasen der Entstehung, Prävention und Therapie neurobiologisch-pharmakologische, psychologische und soziologisch-sozialpädagogische Elemente integrieren müssen. Die neurobiologischen Implikationen der Sucht geraten zunehmend ins Blickfeld über die angestammte Bedeutung in der Entgiftungsphase hinaus. Für die Klinik besteht die Aufgabe, Behandlungsmodalitäten zu schaffen, in denen alle Aspekte der Therapie mit professioneller Kompetenz berücksichtigt werden können. Auch hier kommt dem breit biologischpsychiatrisch, psychotherapeutisch und sozial-psychiatrisch weitergebildeten Arzt in einem multiprofessionell gestalteten Versorgungssystem zentrale koordinierende Bedeutung zu.

3.2.5 Persönlichkeitsstörungen

Menschen mit Persönlichkeitsstörungen beanspruchen häufig über viele Jahre hinweg in erheblichem Maße Einrichtungen des Gesundheitssystems. Gerade aufgrund ihrer Tendenz zu andauernden konfliktträchtigen Verhaltensweisen im familiären und beruflichen Kontext geraten sie immer wieder in lebenssituative Zuspitzungen, die mit einem hohen Maß an subjektivem Leiden und sozialer Funktionseinbuße verbunden sind. Die Häufigkeit von Menschen mit auffälliger Persönlichkeit beläuft sich in der unausgelesenen Allgemeinbevölkerung auf 5 bis 10 %, unter psychiatrischen Patienten auf 39,5 % nach einer WHO-Studie von 1994. Besonders häufige Subtypen der Persönlichkeitsstörungen wie die Borderline- und die narzißtische Persönlichkeitsstörung zeichnen sich durch gehäufte suizidale Krisen mit einer Rate von vollendetem Selbstmord zwischen 5 und 9 % aus, sie erfordern ein besonders intensives Engagement von Seiten des behandelnden Arztes. Von hoher gesellschaftlicher Relevanz sind antisoziale Persönlichkeiten mit einer eingeschliffenen Tendenz zu devianten und delinquenten Verhaltensweisen auf dem Boden von Egozentrismus, mangelnder Empathie und abnormer Angstfreiheit.

Persönlichkeitsstörungen erfordern eine sorgfältige Differentialdiagnostik zu organischen Psychosen, Depressionen und schizophrenen Erkrankungen, die nur durch einen gut ausgebildeten Spezialisten zuverlässig vorgenommen werden kann. In Vorstadien als auch in Residualverfassungen von Schizophrenien findet man nicht selten „pseudopsychopathische" Syndrome mit absonderlichen, zurückgezogenen, impulsiv-aggressiven oder hysteriformen Verhaltensstilen, deren richtige diagnostische Einordnung eine frühzeitige Therapie ermöglichen und damit die Prognose entscheidend verbessern kann. Alte Kontinuumsvorstellungen und moderne Spektrumhypothesen weisen auf fließende Übergänge zwischen der schizotypen Persönlichkeitsstörung und der psychotischen schizophrenen Erkrankung sowie zwischen persönlichkeitsgebundenen, überdauernden subaffektiven Stimmungsauslenkungen und affektiven Erkrankungen hin. Neben differentialdiagnostischen Überlegungen ist die hohe Komorbidität zwischen psychiatrischen Erkrankungen im engeren Sinne und den Persönlichkeitsstörungen zu berücksichtigen, die darauf hinweist, daß die Präsenz einer Persönlichkeitsstörung das Risiko deutlich erhöht, im Lebensverlauf z.B. an einer depressiven Erkrankung, einer Suchterkrankung oder auch einer Angststörung zu erkranken. Das Vorhandensein einer über die abnorme Persönlichkeit hinausgehenden krankhaften psychischen Verfassung erfordert ein differentielles therapeutisches Vorgehen mit besonderer Berücksichtigung biologischer Behandlungsstrategien, so wie umgekehrt eine zusätzlich vorliegende Persönlichkeitsstörung ebenfalls eine Anpassung des therapeutischen Prozedere erfordert.

Aus der Sicht der traditionellen Psychopathie-Konzeption mit ihrer ätiologischen Vorstellung einer konstitutionellen Anlage fielen die Persönlichkeitsstörungen eher in die Kompetenz der Psychiatrie, während die neurotischen Störungen weitestgehend aus der biographischen Entwicklung und frühkindlichen Traumatisierungen abgeleitet wurden mit der Konsequenz einer ausschließlich psychotherapeutischen Behandlung, die häufig von nichtärztlichen Psychotherapeuten durchgeführt wurde. Eine solche Dichotomie läßt sich anhand neuerer Forschung zur Entstehungsgeschichte der Persönlichkeitsstörungen nicht aufrechterhalten, die eine multifaktorielle Betrachtungsweise nahelegt. So ist inzwischen die Beteiligung hereditärer Faktoren an der Entwicklung der normalen Persönlichkeit wie bei der Ausbildung von Persönlichkeitsstörungen durch zahlreiche Zwillings- und Adoptionsstudien gesichert. Des weiteren gibt es genügend empirische Hinweise, daß Persönlichkeitseigenschaften wie Impulsivität und gestörte Aggressionskontrolle mit einer serotonergen Dysfunktion und gehäuft auch mit minimalen Hirnschädigungen assoziiert sind. Gleichermaßen konnte auch die Bedeutung biographischer Belastungen durch einen unempathischen, feindseligen Erziehungsstil oder wiederholte traumatische Erfahrungen wie körperliche Mißhandlungen oder sexuellen Mißbrauch empirisch gestützt werden. Für ein enges Wechselspiel zwischen lebensgeschichtlicher Entwicklung und Ausbildung einer biologischen Vulnerabilität sprechen neuere Befunde zur neuronalen Plastizität zentralnervöser Strukturen im Tiermodell als auch am Menschen, die die Notwendigkeit eines multidimensionalen Therapieansatzes aus psychotherapeutischen und biologischen Behandlungsmethoden nahelegen. Wenn auch kontrollierte pharmakologische Doppelblindstudien auf dem Gebiet der Persönlichkeitsstörungen bisher nur vereinzelt vorliegen, so haben sich klinisch psychotherapiebegleitende pharmakologische Interventionen bewährt. Hierzu zählt die Lithiumgabe bei Aggressivität und Autodestruktivität sowie von Serotoninwiederaufnahmehemmern bei emotionaler Instabilität und Ängstlichkeit. Psychotherapeutisch setzt sich immer mehr eine differentielle Indikationsstellung bei der Auswahl des psychotherapeutischen Verfahrens abhängig vom Störungsprofil oder, wie z. B. bei der Borderline-Persönlichkeitsstörung, eine schulenübergreifende Psychotherapie durch, die abhängig vom Funktionsniveau der Persönlichkeit zunächst kognitiv-behaviorale Strategien bevorzugt, um im fortgeschrittenen Behandlungsverlauf mehr psychodynamische Behandlungselemente einzubeziehen.

Für die Behandlung der Persönlichkeitsstörungen ist ein mehrdimensionales Behandlungskonzept gefordert, das neben pharmakologischer und psychotherapeutischer Therapie auch sozialtherapeutische und rehabilitative Aspekte einbezieht. Hier geht es um Wiedereingliederung in Ausbildung und Beruf als auch ins familiäre und soziale Umfeld. Diagnostik und Erstellung eines Therapieplanes sollte von Seiten eines Arztes erfolgen, der breite Kenntnisse in Somato-, Psycho und Soziotherapie besitzt und ggfs. abhängig von den spezifischen Erfordernissen einer individuellen Behandlung ärztliche Kollegen anderer Fachrichtungen und Psychologen einbezieht.

Die an fünf Störungsgruppen dargestellte Notwendigkeit einer mehrdimensionalen Sichtweise der Ätiopathogenese und Therapie psychischer Erkrankungen trifft in vergleichbarer Weise auf andere relevante psychische Erkrankungen, wie Angst- und Panikstörungen zu. Die Tatsache der hohen Komorbidität unterschiedlicher psychischer, aber auch psychischer mit psychosomatischen und primär somatischen Erkrankungen gibt dieser Sichtweise eine noch höhere Relevanz. Ohne der Neurobiologie gegenüber den psychosozialen Aspekten eine Dominanz zuordnen zu wollen, ist jedoch zu erwarten, daß gerade in diesem bisher nur begrenzt fruchtbaren Forschungsgebiet die nächsten Jahre entscheidende Impulse für Verständnis und Behandelbarkeit psychischer und psychosomatischer Erkrankungen erbringen werden. Jeder Reduktionismus ärztlicher Sicht- und Handlungsweise auf nur eine Dimension wäre mit der Abkopplung von dem bereits jetzt sich überzeugend darstellenden Entwicklungsprozeß verbunden. Er stünde einer ideologie-, schulen- und von berufspolitischen Überlegungen freien, an empirischen Daten zur Ätiopathogenese und Therapieeffizienz orientierten Behandlung der Patienten entgegen.

4 Derzeitige Versorgungssituation in Deutschland

Die Versorgung psychisch Erkrankter und Behinderter in der Bundesrepublik Deutschland hat sich in den vergangenen zwei Jahrzehnten tiefgreifend verändert. Seit Veröffentlichung der Psychiatrie-Enquete zur Lage der psychisch Kranken im Jahre 1975 hat die öffentliche Hand erhebliche Investitionen in diesem Sektor der medizinischen Versorgung getätigt. Darüber hinaus wurden staatlich gestützte Modellprogramme und Forschungsvorhaben in Gang gesetzt, die den Entscheidungsträgern rationale Kriterien zur Verbesserung der Lage der psychisch Kranken und zur Weiterentwicklung der Versorgungsstrukturen liefern sollten.

In diesem mittlerweile zwanzig Jahre andauernden Reformprozeß ist die Notwendigkeit einer Bewertung der Reformmodelle evident. Es zeigt sich jedoch, daß mit den gegenwärtig zur Verfügung stehenden Informations- und Datenquellen eine valide Beurteilung zur Zeit nicht zu leisten ist. Die vorhandene Informations- und Dokumentationsstruktur im Bereich der psychiatrischen Versorgung ist unzureichend. Eine systematisierte Sammlung und Dokumentation relevanter Informationen liegt nicht vor. Die Daten sind auf viele Institutionen, Körperschaften und Träger verteilt, unkoordiniert, unübersichtlich und unvollständig. Die nachfolgende Beschreibung der gegenwärtigen Versorgungssituation steht unter diesem Vorbehalt.

4.1 Stationäre und teilstationäre Versorgung

Der gebräuchlichste Indikator zur Beschreibung des Reformprozesses ist die Zahl der vorgehaltenen psychiatrischen Betten. Der Funktionswandel der psychiatrischen Krankenhäuser von einer überwiegend kustodialen, d. h. verwahrenden, zu einer überwiegend therapeutischen Disziplin vollzog sich in der Bundesrepublik im Vergleich zu anderen industrialisierten Ländern mit erheblicher Verspätung erst Anfang der siebziger Jahre.

Die Bundesrepublik hat mit 0,94 Betten je tausend Einwohner einen heute auch im internationalen Vergleich relativ niedrigen *Bettenbestand*. Dabei unterscheiden sich die einzelnen Bundesländer beträchtlich voneinander. Den höchsten Bettenbestand (1992) weisen Berlin mit 1,52 Betten und Nordrhein-Westfalen mit 1,47 Betten je tausend Einwohner auf, während das Saarland mit 0,62 Betten und

Mecklenburg-Vorpommern mit 0,57 Betten den niedrigsten Bettenbestand zu verzeichnen haben. Nicht berücksichtigt ist in diesen Zahlen der Anteil psychisch Kranker, die in somatischen Abteilungen von Allgemeinkrankenhäusern fehlplaziert behandelt werden. Generell läßt sich sagen, daß die neuen Bundesländer im Durchschnitt eine geringere Bettenzahl als die alten Bundesländer aufweisen.

Großkrankenhäuser mit mehr als tausend Betten sind kaum noch zu verzeichnen. Dagegen bestehen weiterhin eine beachtliche Zahl psychiatrischer Fachkrankenhäuser in der Größenordnung von 200–500 Betten, die, abhängig von regionalen Verhältnissen und der notwendigen Binnendifferenzierung und Strukturierung, auch zukünftig im Sinne von regionalen psychiatrischen Versorgungs- und Dienstleistungszentren Aufgaben versehen werden. Der Strukturwandel psychiatrischer Krankenhäuser ist auch deutlich an der Verkürzung der Verweildauer abzulesen, besonders deutlich nachweisbar in den neuen Bundesländern.

Bei der Strukturbeschreibung der psychiatrischen Krankenhäuser ist auf den großen Überlappungsbereich zwischen psychiatrischen Krankenhäusern und Rehabilitationseinrichtungen in der *Suchtbehandlung* und der *Psychosomatik* hinzuweisen. Im Suchtbereich waren im Jahr 1992 über die Betten in der allgemeinen Psychiatrie hinaus noch ca. 5 400 Betten im Krankenhausbereich und 6 800 im Bereich von Rehabilitationseinrichtungen vorhanden. Im Hinblick auf Betten im Bereich „Psychosomatik" standen im Krankenhausbereich rund 2 500 und im Rehabilitationsbereich rund 9 300 Betten zusätzlich zur Verfügung.

Gesonderte Erwähnung verdienen *psychiatrische Abteilungen an Allgemeinkrankenhäusern*. Mit zur Zeit ca. 125 psychiatrischen Abteilungen ist eine beachtliche Entwicklung in Gang gekommen, die der Integration der psychiatrischen Versorgung in die allgemeine Gesundheitsversorgung dient. Die durchschnittliche Bettenzahl der Abteilungen liegt bei ca. 80 Betten. In diesem Zusammenhang ist hervorzuheben, daß die meisten Abteilungen inzwischen Vollversorgung betreiben. Für eine Vollversorgung durch psychiatrische Abteilungen stehen durchschnittlich 0,45 Betten je tausend Einwohner zur Verfügung, was unter dem genannten Durchschnitt der in verschiedenen Bundesländern für eine Vollversorgung für notwendig erachteten Bettenzahl liegt. Die Versorgung einer zunehmend größer werdenden Zahl stationärer Patienten bei sinkender Bettenzahl ist nur möglich bei gleichzeitig sinkender Verweildauer. Es ist abzusehen, daß der Reduktion der Verweilzeiten Grenzen gesetzt sind. Darüber hinaus ist zu bedenken, daß ein beachtlicher Anteil von Patienten mit seelischen Erkrankungen oder mit seelischen und somatischen Erkrankungen in *nichtpsychiatrischen Krankenhäusern* behandelt werden. Wenngleich viele dieser Patienten interdisziplinär über verschiedene Abteilungen hinweg behandelt und betreut werden, ist unter Berücksichtigung des rasch wachsenden diagnostischen und therapeutischen Repertoires in der Psychiatrie damit zu rechnen, daß ein ständig größer werdender Anteil dieser Patienten in psychiatrischen Krankenhäusern und Abteilungen behandelt werden wird mit entsprechenden Auswirkungen auf den Bettenbedarf.

Unerläßlich für die Übernahme der Vollversorgung sind jedoch in der Regel einige strukturelle Voraussetzungen sowohl an der Nahtstelle zwischen stationärer und ambulanter Behandlung wie auch im außerstationären Bereich. Von großer Bedeutung für die Vollversorgung sind z. B. *tagesklinische Plätze*, die zunehmend nicht nur von der Allgemeinpsychiatrie, sondern auch für die Suchtbehandlung und die Gerontopsychiatrie eingerichtet werden. Die durchschnittlich in der Bundesrepublik mit 0,05 Plätzen je tausend Einwohner vorgehaltene Zahl ist im internationalen Vergleich als niedrig einzuschätzen. Allerdings besteht auch hier eine große Variabilität zwischen den einzelnen Bundesländern. An der Spitze liegen Hamburg mit 0,18 und Bremen mit 0,14 teilstationären Plätzen je tausend Einwohner. Am unteren Ende finden sich Bundesländer wie Mecklenburg-Vorpommern mit 0,01 oder Thüringen mit 0,004 tagesklinischen Plätzen je tausend Einwohner. Hervorzuheben ist noch, daß unter die teilstationären Plätze der Bundesländer Hamburg und Bremen eine nicht unerhebliche Zahl von Nachtklinikplätzen fallen, die jedoch insgesamt gesehen im Versorgungsnetz wesentlich an Bedeutung verloren haben.

4.2 Ambulante Versorgung

Durch nichtspezialisierte ärztliche Versorgungseinrichtungen, d. h. vor allem durch die *Ärzte für Allgemeinmedizin* wird ein beachtlicher Teil der ambulanten psychiatrischen Versorgung mitgetragen. Die Leistungen, die von Hausärzten vorrangig erbracht werden, sind die ärztliche Beratung, aber auch in 60 % der Fälle die Verschreibung eines Rezeptes. Patienten, die sich in Betreuung von Nervenärzten befinden, werden darüber hinaus in rund 60 % durch Hausärzte und weitere 25 % durch andere Fachärzte mitbetreut.

Was die spezialisierte ambulante Versorgung betrifft, ist ein differenziertes, teilweise aber zersplittertes Angebot in unterschiedlichen Diensten und Einrichtungen zu verzeichnen. Neben den *niedergelassenen Nervenärzten* werden vor allem *Institutsambulanzen* und *sozialpsychiatrische Dienste* zur spezialisierten Versorgung gerechnet. Nicht unerwähnt sollte an dieser Stelle die Möglichkeit der Erbringung ambulanter ergotherapeutischer Leistungen durch die Öffnung der ergotherapeutischen Einrichtungen in Fachkrankenhäusern und Psychiatrischen Abteilungen für die ambulante Versorgung bleiben.

Die Zahl der niedergelassenen Psychiater (meistens Nervenärzte) hat im vergangenen Jahrzehnt stark zugenommen, und zwar von 1980 bis 1993 von rund 1 480 auf 4 150. Dies entspricht einem Versorgungsgrad von 1 Psychiater auf ca. 20 000 Einwohner. Damit hat sich die ambulante Versorgung deutlich verbessert. Regionale Unterversorgungen in ländlichen Regionen blieben aber bestehen. Bisher nicht eindeutig geklärt ist der reale Bedarf. Eine 1992 im GSG vorgesehene Sollziffer von 1 : 17 300 wurde wegen der Niederlassungssperre nicht in Kraft gesetzt. Die Zahl der niedergelassenen Nervenärzte, die über die Zusatzbezeichnung

Psychotherapie verfügen, läßt sich zwar quantifizieren mit etwa 60%. Deren tatsächliche Beteiligung an der psychotherapeutischen Versorgung ist jedoch nicht eindeutig. Neben Ärzten, die ausschließlich psychotherapeutisch tätig sind, gibt es vermutlich eine große Zahl von Fachärzten, die zwar über die Zusatzbezeichnung verfügen, Psychotherapie jedoch nur in einem geringen Umfang ausüben. Insgesamt besteht zur Zeit für Patienten und Ärzte anderer Fachgebiete ein unübersichtliches Nebeneinander verschiedenster Qualifikationen, wie in Tab. 2 verdeutlicht wird, die künftig wieder stärker zusammengeführt und neugeordnet werden sollten (vgl. 6 und 7.2).

Die übrigen spezialisierten ambulanten Angebote sind nur schwer quantitativ zu beschreiben. Seit 1976 besteht für psychiatrische Fachkrankenhäuser die Möglichkeit, multidisziplinär besetzte *Institutsambulanzen* einzurichten. Seitdem wurden in vielen Fachkrankenhäusern für Psychiatrie und an psychiatrischen Abteilungen Institutsambulanzen gegründet, um für besonders schwer gestörte psychisch Kranke, die wegen Verlauf und Schwere ihrer Erkrankung eines besonderen multiprofessionellen Angebotes vor dem Hintergrund einer stationären Einrichtung bedürfen, ein differenziertes und abgestuftes außerklinisches Behandlungsangebot im ambulanten Bereich zu gewährleisten. Institutsambulanzen versorgen im Vergleich zu niedergelassenen Nervenärzten deutlich weniger, ca. 150 bis 250 Patienten pro 100 000 Einwohner. Dabei handelt es sich häufig um Patienten, die krankheitsbedingt nicht dazu fähig sind, sich an die typischen Regeln der niedergelassenen Überweisungs- und Zuweisungspraxis zu halten. Es dominieren Patienten mit psychotischen Erkrankungen und Zweitdiagnosen, wie Persönlichkeitsstörung und/oder Suchterkrankung, die in ihrer sozialen Kompe-

Tabelle 2. Ärzte mit psychiatrischer und/oder psychotherapeutischer Weiterbildung (Kombinationen verschiedener Qualifikationen)

	Psychiatrie	Neurologie	Psycho-therapie	Psycho-analyse	Psychotherapeu-tische Medizin
1.	×				
2.	×		×		
3.	×		×	×	
4.	×	×			
5.		×	×		
6.		×	×	×	
7.					×
8.				×	×
9.	×				×
10.	×			×	×
11.		×			×
12.		×		×	×

tenz und beruflichen Integration nachhaltige Verluste erlitten haben. Hinzu kommen spezielle Patientengruppen, wie z.B. solche mit Bewährungs- und Behandlungsauflagen gemäß § 63 StGB oder nach dem Betreuungsgesetz. Überwiegend werden in den Institutsambulanzen Patienten langfristig behandelt. Wegen des multidisziplinären Betreuungsansatzes sind viele Institutsambulanzen in ihrer Existenz wegen fortdauernder finanzieller Unterdeckung gefährdet.

Psychiatrische Fachkrankenhäuser haben nach § 118 SGBV einen Anspruch auf *Ermächtigung* durch die Zulassungsausschüsse. Inzwischen bestehen in den meisten Bundesländern an den Fachkrankenhäusern Institutsambulanzen. Psychiatrische Abteilungen hingegen unterliegen gemäß § 118 SGBV einer Bedarfsprüfung, die vielfach negativ beschieden wird. Ein erheblicher Anteil psychiatrischer Abteilungen kommt deshalb ihrem Versorgungsauftrag an der Nahtstelle zwischen ambulanter und stationärer Versorgung auf dem Wege einer persönlichen Ermächtigung nach, ohne daß dabei multiprofessionelle Angebote vorgehalten werden können.

Die Behandlung komplizierter Verläufe chronisch psychisch Kranker und Behinderter durch Institutsambulanzen wird ergänzt durch *Sozialpsychiatrische Dienste*. Sozialpsychiatrische Dienste wurden in der alten Bundesrepublik im Gefolge der Psychiatrie-Enquete als gemeindenahe Angebote inzwischen nahezu flächendeckend eingerichtet, um diejenige Gruppe von Patienten, die eine nachgehende und aufsuchende Versorgung benötigen, nicht unversorgt zu lassen. Als eine weitere wichtige Funktion Sozialpsychiatrischer Dienste hat sich die Krisenintervention erwiesen. Schließlich erfüllen Sozialpsychiatrische Dienste in manchen Bundesländern auch hoheitliche Aufgaben (gerichtliche Einweisung). Personell sind Sozialpsychiatrische Dienste multiprofessionell besetzt, wobei die professionelle Zusammensetzung des Teams die Aufgabenorientierung und Leistungsfähigkeit mitbestimmt. So ist nicht immer die ärztliche Mitbeteiligung an den Diensten garantiert. Gemeinsam ist aber allen Sozialpsychiatrischen Diensten der dezidierte Bezug auf die Gemeinde und die Kooperation mit anderen Einrichtungen als konstitutive Aufgabe.

Die Überschneidungen im Aufgaben- und Leistungsspektrum zwischen Institutsambulanzen und Sozialpsychiatrischen Diensten sind unübersehbar. Welche Struktur, Personalausstattung, Anbindung, Trägerschaft etc. Sozialpsychiatrische Dienste respektive Institutsambulanzen haben sollten, ist noch nicht endgültig entschieden, jedoch auch von lokalen Gegebenheiten oder sonstigen Ausstattungsmerkmalen der verschiedenen Regionen mit Hilfsangeboten u.a. auch durch Hinzuziehung oder Bildung von psychiatrisch-psychotherapeutischen Schwerpunktpraxen abhängig.

Ebenfalls zu beachten sind die in variabler Dichte und Vielfalt in Deutschland vorhandenen *Beratungsstellen*, die traditionell einen wichtigen und etablierten Platz in der ambulanten Versorgung z.B. für Suchtkranke, für Menschen mit Ehe- und Familienproblemen oder für psychogene Eßstörungen einnehmen. Eine Sonderstellung nehmen unter den ambulanten Beratungsinstitutionen die Kontakt- und Beratungsstellen ein. Sie wenden sich mit ihren tagesstrukturierenden und

Freizeitangeboten und einem niederschwelligen, unbürokratischen und unentgeltlichen Zugang zu Angeboten von Beratung und lebenspraktischer Hilfe vorzugsweise an chronisch psychisch Kranke. Während die Kontakt- und Beratungsstellen für chronisch psychisch Kranke einen unerläßlichen Baustein im gemeindepsychiatrischen Versorgungssystem darstellen, ist die Kooperationsbeziehung zu den Beratungsstellen, die traditionell eher von Psychologen geleitet werden, ungeklärt.

Ergänzt wird die gegenwärtige ambulante Versorgung durch eine wachsende Zahl niedergelassener *Ergotherapeuten*, die auf der Basis der 1990 auch auf psychische Funktionseinschränkungen ausgedehnten Heil- und Hilfsmittelrichtlinien tätig sind. Die höchste Versorgungsdichte mit niedergelassenen Ergotherapeuten weist 1994 Baden-Württemberg mit 1,74 Ergotherapeuten je 100.000 Einwohner auf. In den neuen Bundesländern sind niedergelassene Ergotherapeuten so gut wie nicht vertreten.

4.3   Komplementär-rehabilitative Versorgung

Der in den siebziger Jahren eingeleitete Prozeß der Umstrukturierung der psychiatrischen Krankenhausversorgung führte zur Übertragung der meisten sozialen Betreuungsaufgaben in den Bereichen Wohnen, Arbeit und Freizeit auf außerstationäre Einrichtungen und Dienste. Diese standen und stehen bis heute nicht in ausreichender Zahl und Qualität zur Verfügung. Nach jüngsten Schätzungen der BAG der Träger psychiatrischer Krankenhäuser sind heute noch ca. 20 000 chronisch psychisch Kranke in den *Langzeitbereichen der großen psychiatrischen Krankenhäuser* untergebracht. 100 000 chronisch psychisch Kranke leben inzwischen in Heimen, häufig weit entfernt von ihren Heimatorten und ohne ausreichende Behandlung und rehabilitative Förderung. Bekannt ist, daß mit Beginn der Krankenhausreform zahlreiche Patienten aus anderen Bundesländern in Heime im Schwarzwald verlegt wurden, die infolge der nachlassenden Nachfrage nach Tuberkulosekrankenhäusern durch deren Umbau entstanden waren.

Internationalen Untersuchungen zufolge werden ca. 1,5 *betreute Wohnplätze* je tausend Einwohner benötigt. Diese Ziffer übersteigt bei weitem das in Deutschland vorgehaltene Angebot, muß allerdings abhängig von der Verfügbarkeit sonstiger komplementärer rehabilitativer Einrichtungen relativiert werden. Keines der Bundesländer erreicht z. Zt. die vorgegebene Anhaltszahl. Über eine große Zahl von Pflegeeinrichtungen ohne dezidiert therapeutischen Anspruch verfügen jedoch einige Länder wie z. B. Schleswig-Holstein oder Westfalen-Lippe. Nach einer Umfrage der Bundesarbeitsgemeinschaft der überörtlichen Sozialhilfeträger gibt es darüber hinaus große regionale Unterschiede.

Die Expertenkommission hat 1988 die Bausteine eines *gemeindepsychiatrischen Verbundes* definiert, der sozialpsychiatrische Dienste mit Kontaktstellenfunktion, betreute Wohneinrichtungen und vor allen Dingen tagesstrukturierende Angebote umfaßt. Die Expertenkommission hat von der Notwendigkeit einer *Tagesstätte* mit 10–15 Plätzen für ca. 100–150 000 Einwohner gesprochen, während in internationalen Analysen der Versorgungsbedarf wesentlich höher mit bis zu 20 Plätzen je tausend Einwohner angesetzt wird. Selbst wenn man die niedrigen Anhaltszahlen der Expertenkommission zugrunde legt, erreicht außer Bremen kaum ein Bundesland den vorgegebenen Standard. Allein Hessen, Berlin und Sachsen verfügen über mindestens die Hälfte des für notwendig erachteten Angebotes.

Noch völlig unterschätzt wird die Zahl psychisch Kranker in Einrichtungen der Wohnsitzlosenhilfe. Quantifizierbare Angaben hierzu gibt es jedoch nicht.

4.4 Berufliche Rehabilitation

Auch im Bereich der Hilfen zur beruflichen Eingliederung sind in den vergangenen Jahren viele Initiativen begonnen worden. Mit großen Erwartungen wurden berufsbegleitende Dienste ausgebaut, *Rehabilitationsarbeitsplätze* auf dem allgemeinen Arbeitsmarkt entwickelt und *Selbsthilfefirmen* für psychisch Behinderte aufgebaut. Das dominierende Versorgungsangebot zur beruflichen Rehabilitation, und zwar im Hinblick auf berufsvorbereitende Maßnahmen wie auch im Hinblick auf beschützte Beschäftigungsmöglichkeiten, ist jedoch nach wie vor die *Werkstatt für Behinderte*.

Obwohl Berufsbildungswerke und Berufsförderungswerke prinzipiell auch chronisch psychisch Kranken und Behinderten offenstehen, erreichte dieses Angebot aus vielerlei Gründen die Zielgruppe nur unzureichend. Als entscheidend hat sich die Verbindung von medizinischer, beruflicher und ergänzender sozialer Rehabilitation in einer Hand erwiesen. Hierfür wurde ein eigener Einrichtungstyp, die *Rehabilitationseinrichtung für psychisch Kranke (RPK)* geschaffen. Zwar war eine solche Einrichtung seit Beginn der Versorgungsreformen gefordert worden, die Träger der Sozialversicherung haben sich nach langwierigen Verhandlungen erst 1986 auf die Erprobung dieses neuen Einrichtungstyps geeinigt, in dem eine umfassende medizinische und berufsfördernde Rehabilitation unter psychosozialer Betreuung in einem stationären therapeutischen Milieu erfolgen soll. Die Erprobungsphase wurde 1993 abgeschlossen. Die meisten alten Bundesländer verfügen heute über eine solche Einrichtung, das Angebot ist jedoch noch nicht flächendeckend ausreichend und wird darüber hinaus derzeit von neuen Einsparungsüberlegungen der Kostenträger in seinem Bestand behindert.

4.5   Sozialrechtliche Defizite

Trotz bemerkenswerter Anstrengungen zur Verbesserung der psychiatrischen Versorgung ist die *Benachteiligung vor allem chronisch psychisch Kranker und Behinderter* gegenüber chronisch körperlich Kranken und Behinderten eklatant. Die Ursache liegt im wesentlichen in einem *komplizierten Sozialversicherungssystem* der Kranken- und Rentenversicherungen, der Arbeitsverwaltung und der Sozialhilfe. Diesen Leistungsträgern ist die Rehabilitation als zusätzliche Aufgabe zu ihren originären Aufgaben übertragen. Leistungsansprüche an die Sozialleistungsträger haben in der Regel nur Versicherte, d. h. es handelt sich um ein beitragsfinanziertes System der sozialen Sicherung.

Sofern der Betroffene die Anspruchsvoraussetzungen der einzelnen Sozialleistungsträger für die Gewährung von Leistungen nicht erfüllt und weder er noch seine unterhaltspflichtigen Angehörigen über hinreichendes Einkommen oder Vermögen verfügen, um die notwendige Hilfe selbst zu finanzieren, können alle erforderlichen Hilfen aus Mitteln der Sozialhilfe bereitgestellt werden. Inzwischen hat sich für chronisch psychisch Kranke nahezu eine Regelfinanzierung rehabilitativer Leistungen durch die Sozialhilfe eingebürgert. Eine solche steuerfinanzierte Kostenträgerschaft setzt allerdings die *Selbstleistung des Kranken bis zur Armutsgrenze* prinzipiell voraus.

Darüber hinaus wird das übliche Verfahren der Diagnose- und Prognosestellung vor Einleitung von Rehabilitationsmaßnahmen dem individuell nur schwer vorhersagbaren Verlauf psychischer Erkrankungen nicht gerecht, mit der Folge eines überproportional großen Anteils abgelehnter Rehabilitationsanträge bei psychisch Kranken und Behinderten. So trägt auch die enge zeitliche Beschränkung medizinischer und beruflicher Rehabilitationsmaßnahmen der Phasenhaftigkeit und Langfristigkeit schwerer seelischer Erkrankungen nicht Rechnung.

Schließlich besteht ein *konzeptionelles Mißverständnis über die Reichweite medizinisch-psychiatrischer Rehabilitation.* Aus wissenschaftlicher Sicht bestehen keine Zweifel, daß gerade die Therapie sozialkommunikativer Funktionseinbußen im Zentrum psychiatrischer Rehabilitation chronisch psychisch kranker Menschen steht. Dadurch, daß aber Maßnahmen, die sich auf die Behandlung dieser Funktionseinbußen beziehen, nicht als medizinische, sondern als allgemeine Maßnahmen zur sozialen Wiedereingliederung definiert werden, werden die Krankenkassen und die Rentenversicherer als primäre Leistungsträger der medizinischen Rehabilitation von einem wesentlichen Teil ihrer Leistungsverpflichtungen für die Rehabilitation psychisch Kranker entlastet.

Für die Sozialhilfeträger bedeutet dies, daß nahezu ihre gesamten Ausgaben für Rehabilitation auf Rehabilitanden mit seelischen und geistigen Behinderungen entfallen. Das ist der Grund, daß die Sozialhilfeträger einer Ausweitung ihrer finanziellen Zuständigkeit entgegenzuwirken versuchen. Chronisch psychisch Kranke stehen deshalb mehr denn je in Gefahr, zwischen die Mühlsteine eines in die Krise geratenen Gesundheitssystems zu geraten. Letzteres läßt sich gut mit einem Beispiel aus jüngster Zeit, nämlich dem *Pflegeversicherungsgesetz* belegen.

So ist zum einen nicht hinreichend geklärt, inwieweit chronisch psychisch Kranke und Behinderte in den Wirkungsbereich dieses Gesetzes fallen, das überwiegend auf die Pflege körperlich Kranker gerichtet ist. Zum anderen sind Tendenzen erkennbar, Personen mit psychischen Behinderungen, denen bisher nach der „Eingliederungshilfe" rehabilitative Leistungen gewährt wurden, der deutlich schlechter finanzierten „Hilfe zur Pflege" zuzuordnen, um gegebenenfalls Leistungen nach dem Pflegeversicherungsgesetz für diese Personen zusätzlich abrechnen zu können. Diese Regelungsunsicherheit bringt es also mit sich, daß eine Gruppe von chronisch psychisch Kranken in der Gefahr steht, von Leistungen der Pflegeversicherung ausgeschlossen zu werden und eine andere Gruppe im Risiko steht, auf Grund des Pflegeversicherungsgesetzes finanziell schlechter gestellt zu werden.

5 Leitlinien einer künftigen Behandlung psychischer Erkrankungen

Die im folgenden formulierten Leitlinien einer künftigen psychiatrisch-psychotherapeutischen Behandlung/Versorgung umfassen Altbewährtes und Neues. Sie beziehen „psychosomatische" Krankheitsbilder mit ein, weil psychische Erkrankungen überlappende Bereiche eines bis in die Somatik hineinreichenden Störungsspektrums darstellen, dessen Diagnostik und Behandlung in jedem Fall ein mehrdimensionales Vorgehen erfordert, das nur in der Koordination und Kooperation qualifizierter Therapie- und Versorgungsangebote voll zum Tragen kommen kann. Wenn im folgenden von psychiatrisch-psychotherapeutischer Behandlung und Versorgung die Rede ist, ist immer dieses umfassende Störungsspektrum gemeint. Bei einer künftig stärker am Bedarf ausgerichteten Therapie und Versorgung stehen weniger selektive, d.h. an den institutionellen und professionellen Vorgaben orientierte, sondern adaptive, d.h. den individuellen Bedürfnissen angepaßte Behandlungsangebote im Vordergrund. Dies stellt die Qualifizierung von Einrichtungen und Personen im Versorgungssystem sowie deren interinstitutionelle Vernetzung vor neue Anforderungen. Dabei sind auch Kosten-Nutzen-Aspekte künftig stärker zu gewichten.

Den eigentlichen Leitlinien sind zunächst versorgungspolitische Grundprinzipien der Behandlung/Versorgung vorangestellt, die für alle folgenden Empfehlungen Gültigkeit haben. Sie repräsentieren Expertenmeinungen und beruhen auf dem gegenwärtigen Stand des Wissens.

5.1 Versorgungspolitische Grundprinzipien

5.1.1 Bedarfsdeckung

Oberstes Versorgungsprinzip ist, daß allen Behandlungsbedürftigen die von den Erfolgsaussichten und – bei mehreren vergleichbar effektiven Verfahren – vom Kostenaufwand günstigste Therapieform ohne Barrieren zugänglich gemacht wird.

Während sich der *humanitäre Versorgungsansatz* ausschließlich am Behandlungsbedürfnis leidender Menschen orientiert, bezieht der *realistische Ansatz* auch die Verfügbarkeit, Wirksamkeit und Finanzierbarkeit einer Behandlungsmethode mit ein. Behandlungsbedarf wird nach letzterem Konzept von Experten anhand epidemiologischer Daten definiert, die sowohl die Häufigkeit psychischer Störungen, deren gesicherte Behandelbarkeit sowie das gegenwärtige Inanspruchnahmeverhalten beinhalten. Nach diesem Konzept müßten bisher unbehandelte, aber prinzipiell behandelbare Patienten einer Behandlung zugeführt, hingegen solche, die diesen Kriterien nicht entsprechen, auf andere Hilfsformen (z. B. Beratung) verwiesen werden.

Dabei ist zu beachten, daß subjektive Bedürfnisse, die nicht der Definition von Bedarf entsprechen, gleichwohl angemessen berücksichtigt werden, da andernfalls „alternative" Methoden aufgesucht werden, die bestenfalls nicht wirksam sind, schlimmstenfalls aber schaden.

Diesem Entscheidungsmuster folgt prinzipiell auch die Zuordnung von Patienten in den verschiedenen Substrukturen des Versorgungssystems. Diese für den medizinischen Versorgungssektor prinzipiell gültigen Überlegungen finden im Gebiet der Psychiatrie und Psychotherapie verschiedene Akzentuierungen. Diese betreffen einerseits auf Expertenseite sowohl diagnostische und definitorische Probleme bezüglich der Behandlungsbedürftigkeit psychischer Störungen als auch Indikationsprobleme hinsichtlich Art, Ort, Dauer, Kombination etc. der anzuwendenden Behandlungsmethoden. Patientenseitig und/oder störungsspezifisch bestehen andererseits unterschiedliche Tendenzen zur Akzeptanz bzw. Präferenz von Behandlungsmethoden mit konsekutiver Über-, Unter- oder Fehlinanspruchnahme von psychiatrisch-psychotherapeutischen Angeboten.

Aus diesen Überlegungen folgt die Notwendigkeit einer Erarbeitung und koordinierten Umsetzung verbindlicher Leitlinien zur Indikation und Behandlung im Versorgungssystem unter Berücksichtigung einer freien Institutions- und Behandlerwahl. Vor dem Hintergrund zunehmender finanzieller Restriktionen im Gesundheitssystem vorprogrammierte *ethische Konflikte* über eine bedarfsgerechte Ressourcenallokation lassen sich nur anhand definierter fachlicher Standards argumentativ austragen.

5.1.2 Gleichstellung psychisch und somatisch Kranker

Diese alte, aber längst nicht voll verwirklichte und daher weiterhin wichtige Forderung umfaßt zunächst die Gleichstellung in rechtlicher, finanzieller und sozialer Hinsicht. Dies bedeutet vor allem die Integration der psychiatrisch psychotherapeutischen Versorgung in das allgemeine System der bestehenden Gesundheitsversorgung. Gemeint ist aber auch die *Versorgungsnähe zur somatischen Medizin* – sowohl im Hinblick auf die häufige somatische Komorbidität psychisch Kranker als auch die notwendige konsiliarische psychiatrisch-psychotherapeutisch-psychosomatische Versorgung somatisch Kranker. Dabei geht es – vorrangig im Bereich akuter Behandlungserfordernisse – um die *(Re-)Integration in die Medizin* in einem übergeordneten biopsychosozialen Behandlungskontext. Diese teilweise „Remedikalisierung" von Psychiatrie, Psychotherapie und Psychosomatik baut nicht nur Stigmatisierungen ab, sondern verhindert auch, daß Patienten von den Behandlungsfortschritten moderner Medizin und biologisch orientierter Psychiatrie ausgeschlossen werden. „Versorgung" im Sinne einer adäquaten Plazierung im Versorgungssystem ist noch kein Garant für eine optimale, neuesten Gesichtspunkten folgende Behandlung. In gleichem Maße müssen psychosoziale Behandlungsansätze auf dem jeweils neuesten Stand angeboten werden.

5.1.3 Gegliedertes Versorgungssystem

Wie allgemein in der medizinischen Versorgung spielt auch in der psychiatrisch-psychotherapeutischen Versorgung ein mehrstufig gegliedertes und zunehmend spezialisierten Versorgungssystem eine Rolle (*Filtermodell*, vgl. Abb. 3). Hierin sind *nichtprofessionelle* (Selbst-, Bürger-, Nachbarschaftshilfe) und *professionelle*

Gemeinde	Hausärztliche Versorgung		Psychiatrisch-psychotherapeutische Versorgung	
Häufigkeit seelischer Störungen in der Bevölkerung	Gesamtheit aller seelischen Störungen in allgemeinärztl. Behandlung	vom Allgemeinarzt erkannte seelische Störungen	Gesamtheit seelischer Störungen in psychiatrischer Behandlung	Seelische Störungen in stationär psychiatrischer Behandlung
25%	23%	14%	1,7%	0,6%
	(1. Filter)	(2. Filter)	(3. Filter)	(4. Filter)
Haupteinflußfaktor	Krankheitsverhalten	Krankheitserkennung	Überweisung zu psychiatrischer Behandlung	Stationäre Zuweisung
Schlüsselperson	Patient	Allgemeinarzt	Allgemeinarzt	Nervenarzt
Einflußfaktoren auf Schlüsselpersonen	Art und Schweregrad der Symptome; Art der Krankheitsbewältigung	Ausbildung, Einstellung zu psychisch Kranken, Persönlichkeitsfaktoren	Ausbildung, Vertrauen auf eigene Fähigkeit, Verfügbarkeit und Qualität psychiatr. Dienste; Einstellung gegenüber Nervenärzten	Bettenangebot, Verfügbarkeit ergänzender gemeindepsychiatrischer Angebote
andere Einflußfaktoren	Einstellung des sozialen Umfelds; Verfügbarkeit und Zugänglichkeit der Versorgungseinrichtungen	Darstellung der Krankheitssymptome, soziodemographische Merkmale des Patienten	Einstellung des Patienten und der Angehörigen	

Abb. 3. Einflußfaktoren für die Inanspruchnahme verschiedener Stufen des psychiatrischen Versorgungssystems. [Aus Goldberg u. Huxley (1980), modifiziert nach Rössler u. Salize (1995)]

Hilfen vertreten – letztere können nach *nichtspezialisierten Vorfeldeinrichtungen* (Hausärzte, Gemeindepflegedienste, Sozialbehörden) und *spezialisierten Kernfeldeinrichtungen* untergliedert werden. Hierzu gehören: niedergelassene Nervenärzte, sozialpsychiatrische Dienste, Tageskliniken, Institutsambulanzen/Polikliniken, psychiatrische Krankenhäuser, Universitätskliniken, Abteilungen an Allgemeinkrankenhäusern, Wohnheime, Wohngruppen, Werkstätten, Tagesstätten.

Entsprechend der hohen Prävalenzraten psychischer Störungen müssen in verschiedenen Stufen und Einrichtungen des Versorgungssystems psychiatrisch-psychotherapeutische Kompetenzen für die Erkennung, Beratung, ggf. Behandlung oder Weiterleitung vorhanden sein – allerdings mit abgestufter Spezialisierung. Sichergestellt werden muß, daß einem Patienten – wo immer er aufgrund welcher Einflußfaktoren primär in das Versorgungssystem eintritt – entweder direkt oder im Zuweisungsverfahren die adäquaten Hilfen zuteil werden. Dementsprechend müssen die nichtprofessionellen Vorfeldeinrichtungen über psychische Erkrankungen und Behandlungsmöglichkeiten angemessen informiert sein, die professionellen Vorfeldeinrichtungen müssen über psychiatrisch-psychotherapeutische Basiskompetenzen und die Kernfeldeinrichtungen auch über Spezialkompetenzen verfügen. Optimalerweise läßt jedes „Filter" in dieser Versorgungskette Patienten an nachgeschaltete Versorgungsebenen durch, die es selbst fachlich nicht bewältigen kann, oder verweist sie nach entsprechender Abklärung an eine vorgeschaltete Ebene zurück.

5.1.4 Patientenorientierte, individualisierte Behandlung

Bei der bedarfsgerechten Behandlung im Versorgungssystem muß künftig stärker die *Patientenzentrierung vor der Institutions- und Methodenzentrierung* stehen. Individuelle Behandlungswünsche, Erwartungen und soziokulturelle Besonderheiten der Patienten (z. B. von Migranten) sind grundsätzlich und soweit als möglich zu berücksichtigen. Dies kommt auch in einer zunehmenden Anwendung patientenorientierter (z. B. Lebensqualität) zusätzlich zu institutionszentrierten Evaluationskriterien (z. B. Wiederaufnahmerate) zum Ausdruck. Eine überwiegend methoden-, schweregrad- oder prognoseorientierte Patientenselektion birgt in besonderem Maße die Gefahr einer *Zweiklassenbehandlung* und Stigmatisierung psychisch Kranker, da die Tendenz besteht, Patienten mit schweren und prognostisch ungünstigen (chronischen) Verläufen oder solche, die mit dem eigenen Methodeninventar nicht zureichend behandelbar sind, abzuweisen. Diese Gefahr steigt naturgemäß mit dem gesundheitspolitischen Druck, Behandlungs- und Versorgungsgesichtspunkte zunehmend Wirtschaftlichkeitserwägungen unterzuordnen. Dieser Fehlentwicklung ist am ehesten durch eine vermehrt bedarfs- und bedürfnisadaptierte Orientierung aller Einrichtungen zu begegnen. Da allerdings kaum realisierbar sein dürfte, daß jede Einrichtung ein vollständiges Spektrum aller Behandlungsmöglichkeiten vorhält, muß gleichzeitig das Prinzip eines *funktional vernetzten, gestuften Versorgungssystems* mit *fachlicher Schwerpunktbil-*

dung künftig stärkere Berücksichtigung finden. Hierbei sind erforderliche Größenordnungen der Institutionen wie regionale Besonderheiten besonders zu beachten.

5.1.5 Freie Institutions- und Therapeutenwahl

Das Prinzip der Patientenorientierung impliziert – wie in der somatischen Medizin – auch für psychisch Kranke prinzipiell freie Institutions- und Therapeutenwahl. Während die *regionale Versorgungsverpflichtung* einzelner Institutionen zunächst eine Bedarfsdeckung dadurch garantiert, daß für jeden Behandlungsbedürftigen einer Region – zumal wenn er nicht selbst entscheidungs- bzw. einwilligungsfähig ist – ein Behandlungsplatz vorgehalten werden muß, muß andererseits das *Wahlprinzip* für entscheidungsfähige Patienten erhalten bleiben. Auch im Falle von Nichteinwilligungsfähigkeit sollte den Wünschen der Patienten nach Möglichkeit Rechnung getragen werden, um auch in dieser Hinsicht die *Gleichstellung mit somatisch Kranken* zu gewährleisten und einer Stigmatisierung psychisch Kranker entgegenzutreten.

5.1.6 Normalisierung der Hilfen

Normalisierung heißt, soweit möglich in den allen anderen Patienten zugänglichen Strukturen des Sozial- und Gesundheitswesens betreut und behandelt zu werden. Normalisierende Hilfen betreffen auch die Bereiche Arbeit, Wohnen, Freizeit und Kommunikation. Für die zukünftige Versorgungsplanung ergibt sich hieraus die Notwendigkeit einer möglichst weitreichenden *Integration stationärer und außerstationärer psychiatrischer Versorgungseinrichtungen* in die allgemeinen Strukturen des Sozial- und Gesundheitswesens. Dies ermöglicht psychisch Kranken und Behinderten eine Teilhabe an der allgemeinen Sozial- und Gesundheitsvorsorge einerseits und entspricht andererseits auch den individuellen Bedürfnissen der Betroffenen.

5.1.7 Wohnortnähe

Die „Gemeindenähe" von psychiatrisch-psychotherapeutisch-psychosomatischen Behandlungsangeboten ist eine Forderung, mit der zum Ausdruck gebracht wird, daß psychisch Kranke nur so kurz wie unbedingt nötig von Familie und Arbeit getrennt werden sollten, um ihnen vor allem die *(Wieder-)Eingliederung* nicht zu erschweren. Wenngleich von grundsätzlicher Bedeutung, ist sie vor allem bei komplizierten Krankheitsverläufen mit langfristig rehabilitativen Behandlungsmaßnahmen unter Einbezug des Lebensumfeldes indiziert, hingegen bei unkomplizierten Verläufen mit kurzfristiger akuter Intervention ohne rehabilitative Behandlungsnotwendigkeit u. U. weniger kritisch einzuschätzen. Statt Gemeindenähe sollte operational von dezentraler Behandlung und *„Wohnortnähe"* gesprochen werden, da die zunächst mitintendierte Integration in das Gemeindeleben gerade in städtischen „Gemeinden" nicht ohne weiteres herstellbar und von Patienten auch nur bedingt gewünscht ist. Als Kriterium der Wohnortnähe sollte eine Erreichbarkeit innerhalb von ca. *30 bis maximal 60 Minuten* mit öffentlichen Verkehrsmitteln gelten.

5.1.8   Vorrang ambulanter vor stationärer Therapie

Im Sinne einer Normalisierung der Hilfen hat die „least restrictive alternative" in der Behandlung psychisch Kranker Vorrang und gilt sowohl für akute wie rehabilitative Maßnahmen. Dieses Prinzip ist auch ein Gebot im Rahmen einer notwendigen *Nutzen-Kosten-Abwägung.* Andererseits ist gerade bei psychischen Erkrankungen die therapeutisch oft indizierte innere „Entlastung" von Patient und Angehörigen durch äußere Distanzierung und ggf. Sanierung eines pathogenen Milieus gegen das vorgenannte Prinzip abzuwägen.

5.1.9   Flächendeckende Verteilung von Institutionen

Eine unter Beachtung der Wohnortnähe (vgl. 5.1.7) flächendeckende und gleichmäßige Verteilung von Versorgungsinstitutionen im ambulanten, komplementären und (teil-)stationären Bereich ist anzustreben. Dies betrifft auch stationäre Einrichtungen mit *Spezialisierungen und Schwerpunktbildungen,* die durch Angebotskoordination funktional kooperieren und im Krankenhausbedarfsplan ausgewiesen sind.

5.1.10 Koordination und Kooperation
multiprofessioneller Behandlungsangebote

Fehlplazierungen und Mehrfachbetreuungen müssen vermieden und die Kontinuität der Behandlung über mehrere Institutionen hinweg gewährleistet werden. Dies erfordert eine funktionale Vernetzung stationärer, teilstationärer, komplementärer und ambulanter Einrichtungen. Gegenüber kleindimensionierten Fragmentierungen des regionalen Versorgungssystems mit Unter-, Fehl- und Doppelbetreuungen wurde das Konzept der *gemeindepsychiatrischen Verbünde* (aufsuchend-ambulanter Dienst, Kontaktstelle, Tagesstätte) entwickelt, das z.B. in Form Sozialpsychiatrischer Zentren (unter einheitlicher Trägerschaft) oder als Aufgabenverbund mit funktionaler Aufgabenteilung (unter komplexer Trägerstruktur) arbeitet. Das in diesem Zusammenhang angesiedelte koordinative Betreuungskonzept des *„case management"* hat keine einheitliche Überlegenheit gezeigt und steht in gewissem Widerspruch zu einer patientenzentrierten Versorgung. In Zukunft gewinnt die *Differenzierung und Schwerpunktbildung* bei gleichzeitiger *funktionaler Vernetzung* verschiedener Angebote innerhalb des Versorgungssystems zunehmend an Bedeutung.

5.1.11 Qualitäts- und Effizienzkontrolle

Nicht zuletzt unter den zunehmenden finanziellen Restriktionen des öffentlichen Gesundheitswesens müssen Behandlungs- und Versorgungsformen einer fortlaufenden Effektivitäts- und Effizienzbegutachtung i. S. einer Kosten-Nutzen-Analyse unterzogen werden. Derartige Überprüfungen gelten für Institutionen (Zertifizierung) wie für Professionen (Weiter-, Fortbildung) und sind durch entsprechende interne und externe Maßnahmen der Qualitätssicherung zu gewährleisten. Dies gilt auch für einige der hier genannten Grundprinzipien, deren empirische Evaluation noch aussteht.

5.2   Institutionelle Umsetzung

5.2.1   Ambulanter Bereich

5.2.1.1 Hausärzte

Entsprechend ihrer vorgeschobenen Position im medizinischen Versorgungssystem kommt Allgemeinmedizinern und Internisten eine wichtige Funktion in der psychiatrisch-psychotherapeutisch-psychosomatischen Versorgung zu. Diese betrifft zuvörderst das Erkennen, Beraten und Begleiten bei psychischen Störungen, primäres Behandeln (z. B. bei depressiven Störungen), rechtzeitiges Weiterleiten an den Facharzt bei diagnostischer Unklarheit oder Therapieresistenz und die Rückübernahme und Weiterbehandlung bei erfolgter Diagnostik und indizierter Langzeitbehandlung. Diesem umfangreichen Aufgabenkatalog entsprechend ist die Vermittlung einer psychiatrisch-psychotherapeutisch-psychosomatischen Basiskompetenz durch geeignete Weiter- und Fortbildungsmaßnahmen erforderlich, die über eine „psychosomatische" Basiskompetenz i. S. der sog. „psychosomatischen Grundversorgung" hinausgeht und als *„Grundversorgung bei psychischen und psychosomatischen Störungen"* konzipiert werden sollte. Maßnahmen der Qualitätssicherung (z. B. Qualitätszirkel) dienen der dauerhaften Gewährleistung dieses Ziels.

5.2.1.2 Ärzte für Psychiatrie und Psychotherapie/Nervenärzte

Ärzte für Psychiatrie und Psychotherapie (und Nervenärzte mit Zusatzbezeichnung Psychotherapie) stellen künftig (weiterhin) die wesentliche Facharztgruppe dar, die für die ambulante psychiatrisch-psychotherapeutische Versorgung zuständig ist. Für diese Aufgabe sind sie aufgrund ihrer breiten Weiterbildung mit fundierten Kompetenzen in der Differentialdiagnostik, differentialtherapeutischen Indikationsstellung, Durchführung mehrdimensionaler Therapie im Rahmen eines Gesamtbehandlungsplans einschließlich individueller Spezialisierung (Schwerpunktbildung) prädestiniert. Um diese Kompetenzen zur vollen Wirkung zu entfalten, sind allerdings Praxisorganisations- und Kooperationsmodelle erforderlich, die derzeit noch nicht umgesetzt sind. Hier sind insbesondere *vernetzte Praxen* von Fachärzten mit unterschiedlichen Schwerpunkten und ärztlichen und nichtärztlichen „reinen" Psychotherapeuten unterschiedlicher Therapierichtungen anzustreben.

5.2.1.2.1   Leistungskatalog

Differentialdiagnostik und Differentialtherapie.   Entsprechend der Besonderheit psychischer Störungen (vgl. 2.1; 3) müssen Differentialdiagnostik und Differentialtherapie das ganze Spektrum biologischer, psychologischer und sozialer Faktoren bei der Prädisposition, Auslösung, (Re-)Manifestation und Chronifizierung sowie bei der Behandlung, Bewältigung, Rehabilitation und Prophylaxe einschließlich institutioneller Zuweisung im Versorgungssystem berücksichtigen. Hierzu müssen zum Gesamtspektrum von verfügbarer Diagnostik und Behandlungsmethoden einschließlich deren Kombinierbarkeit und Anwendung in unterschiedlichsten Behandlungssettings entsprechende Kenntnisse, Erfahrungen und Fertigkeiten vorhanden sein. Das Erreichen dieser Ziele setzt eine Änderung der Weiterbildungsordnung (vgl. 6 und 7.2), Intensivierung von Fortbildungsaktivitäten sowie qualitätssichernde Maßnahmen (z. B. Qualitätszirkel) voraus.

Mehrdimensionale Therapie.   Entsprechend den o.g. Erfordernissen bei der Behandlung psychischer Störungen (vgl. 3) ist die Therapie im Rahmen eines Gesamtbehandlungsplans zu strukturieren. Sie umfaßt grundsätzlich – nach entsprechender Diagnostik – somatische, psychotherapeutische, soziale und rehabilitative Elemente in störungs- und individuumspezifischer Akzentuierung, Methodenwahl, Modifikation und Kombination. Dieses Methodenspektrum steht den Ärzten für Psychiatrie und Psychotherapie überwiegend selbst zur Verfügung, muß aber i. S. der Multiprofessionalität z. T. durch andere Professionen unter ärztlicher Koordination und Supervision ergänzt werden.

Mitbehandlung und Reassessment.   Im Falle einer Delegation von Behandlungsmaßnahmen, z. B. bei Psychotherapie oder ambulanter Rehabilitation, muß – wie im Falle somatischer Mitbehandlung – die Letztverantwortung bei der Aufstellung und regelmäßigen Überprüfung/Anpassung des Gesamtbehandlungsplans durch den Arzt für Psychiatrie und Psychotherapie gewährleistet bleiben. Dies betrifft auch kooperative Behandlungsmodelle mit Hausärzten. Hieraus ergibt sich die Erfordernis regelmäßiger Reassessments, ggf. aber auch Mitbehandlungen im Rahmen einer mehrdimensional orientierten Therapie. In der Regel bestehen zu unterschiedlichen Zeitpunkten des Krankheitsverlaufs unterschiedliche Therapiebedürfnisse (Stadien- und Phasenspezifik), die durch ein solches Vorgehen berücksichtigt werden können. Das unidimensionale Konzept des Einsatzes einer einmal indizierten Therapiemethode von Erkrankungsbeginn bis -ende entspricht weder der Verlaufscharakteristik noch den Behandlungserfordernissen von Patienten mit psychischen Störungen.

Spezialisierung. Abgesehen von der oben skizzierten breiten Kompetenz aller Ärzte für Psychiatrie und Psychotherapie sind zusätzlich Spezialisierungen und Schwerpunktbildungen in einer Versorgungsregion vorzuhalten. Diese betreffen zunächst den Vorhalt von Behandlungsmethoden bei sehr speziellen Krankheiten/Störungsbildern (z. B. Zwangsstörungen, Eßstörungen). Hier ist aufgrund der relativ geringen Häufigkeit eine regionale Schwerpunktbildung sinnvoll. Bei anderen häufigen und komplexen Krankheitsgruppen (z. B. Abhängigkeitserkrankungen) ist statt dessen bereits in der Weiterbildungsordnung die Einführung von „Schwerpunktgebieten" zu erwägen (vgl. 7.2), die von einigen niedergelassenen Fachärzten erworben werden. Gleiches gilt für die Behandlung spezieller Altersgruppen (Gerontopsychiatrie; die Kinder- und Jugendpsychiatrie ist bereits durch einen eigenen Facharzt vertreten). Selbstverständlich müssen auch hier breite psychiatrisch-psychotherapeutisch-psychosomatische Grundkompetenzen vorhanden sein. Da einige Spezialisierungen an settingspezifische Erfordernisse gebunden sind (z. B. Forensik), sind Spezialisierungen auch settingsspezifisch zu differenzieren (vgl. 6).

5.2.1.2.2 Künftige Praxisangebote und -strukturen

Integratives Praxismodell. Entsprechend der erforderlichen Multidisziplinarität müssen vermehrt integrative Praxismodelle mit einem ärztlichen und psychologischen Psychotherapeuten, Ergotherapeuten und Sozialarbeitern aufgebaut werden. Hierzu sind die finanzierungstechnischen Voraussetzungen zu schaffen. Sie sollten stärker mit bereits multidisziplinär besetzten, aufsuchend tätigen sozialpsychiatrischen Diensten kooperieren, die wiederum einen Behandlungsauftrag übernehmen sollten. Das Prinzip der freien Arztwahl muß gewährleistet bleiben.

Praxisvernetzung. Einzelne Praxen in einer definierten Region müssen neben der Regelversorgung vermehrt Schwerpunktfunktionen (Aufgabenteilung durch Spezialisierung) wahrnehmen, die durch systematische Kooperation (Vernetzung) zwischen fachspezifischen und fachfremden Praxen einer entsprechenden Klientel zur Verfügung stehen. Entsprechende funktionale Vernetzungen müssen auch mit den anderen Elementen eines wohnortnahen Versorgungssystems hergestellt werden. Instrumente der Vernetzung können gemeinsame Fallkonferenz, Indikationsbesprechungen, Qualitätszirkel und Supervisionsgruppen sein.

Notfall- und Krisendienst. Bestandteil der Spezialisierung einzelner Praxen sollte ein wohnortnaher Notfall- und Krisendienst sein, der mit dem Krisen- und Notfalldienst einer regionalen Fachklinik/Abteilung kooperiert.

Vor- und nachstationäre Behandlung. Vor- und nachstationäre Behandlung müssen in enger Verzahnung mit stationären Versorgungsangeboten stehen. Dabei ist die Leistungsabgrenzung/Kooperation zu/mit Institutsambulanzen und Polikliniken zu beachten (vgl. 5.2.2.8). Je mehr neue multiprofessionelle Praxen entstehen, desto mehr können sich die Institutsambulanzen auf ihre eigentliche Aufgabe konzentrieren. Polikliniken müssen als universitäre Spezialeinrichtungen für die Zwecke von Forschung und Lehre erhalten bleiben.

5.2.1.3 Ärzte für Psychotherapeutische Medizin

Die Einrichtung des Facharztes für Psychotherapeutische Medizin durch den Deutschen Ärztetag 1992 erbrachte einen Gebietsarzt, dessen Indikationsbereich unklar und mißverständlich ist. Die Bezeichnung legt den Irrtum nahe, dieser neue Facharzt sei der Spezialist für jegliche Form von Psychotherapie, obwohl Psychotherapie ebenfalls seit 1992 obligatorischer Bestandteil des psychiatrischen Versorgungsangebots ist. Der Ärztetag 92 lehnte die Etablierung eines Facharztes für Psychosomatik ab. Psychosomatik müsse in allen ärztlichen Gebieten vorhanden und dürfe nicht auf einen Facharzt begrenzt sein. Andererseits kann der Arzt für Psychotherapeutische Medizin nicht zuständig sein für die erforderliche mehrdimensionale Diagnostik und Therapie der primär psychischen Erkrankungen. Für diese ist eine hohe psychiatrische Kompetenz notwendig. Außerdem sind für die Behandlung somatopsychischer Störungen körpermedizinische Kenntnisse erforderlich. Hier sollte in Zukunft eine entsprechende Neugliederung erfolgen. Für die jetzt tätigen Ärzte für Psychotherapeutische Medizin, die keine eigenen psychiatrischen Kenntnisse besitzen, ist eine enge Kooperation mit psychiatrischen Kollegen notwendig. Dies entspricht der Notwendigkeit der engen Zusammenarbeit der Fachärzte für Psychotherapeutische Medizin bei der Behandlung psychosomatischer Erkrankungen mit den somatischen Fachärzten in der Behandlung somatopsychischer Störungen. In der Praxis bedeutet dies, daß entsprechend der funktionalen Gliederung des Versorgungssystems Ärzte für Psychotherapeutische Medizin als Spezialisten einzustufen sind, mit denen Hausärzte, somatische Fachärzte und Ärzte für Psychiatrie und Psychotherapie kooperieren. Gemäß ihrer spezialisierten Behandlungskompetenz werden in der Regel Differentialdiagnostik, Reassessment und/oder Mitbehandlung durch Ärzte für Psychiatrie und Psychotherapie sinnvoll sein. Dies scheint besonders in der Form von vernetzten Praxen praktikabel. Eine Fortschreibung der jetzigen Facharztordnung für die weitere Zukunft erscheint jedoch nicht sinnvoll (vgl. 7.2).

5.2.1.4 Andere Professionen

Ähnliches wie für die Ärzte für Psychotherapeutische Medizin gilt für Nichtpsychiater mit Zusatzbezeichnung Psychotherapie/Psychoanalyse, noch mehr für Psychologen aufgrund limitierter bis fehlender medizinischer Weiterbildung in mehrdimensionaler Diagnostik und Therapie. Sie sollten dementsprechend in einem Filtermodell die Kooperation mit Ärzten für Psychiatrie und Psychotherapie anstreben.

5.2.1.5 Sozialpsychiatrische Dienste

Sozialpsychiatrische Dienste wurden in der alten Bundesrepublik im Gefolge der Psychiatrie-Enquete als gemeindenahe Angebote bisher nahezu flächendeckend eingerichtet, um diejenige Gruppe von Patienten, die eine nachgehende und/oder aufsuchende Versorgung benötigen, da sie nicht krankheitseinsichtig sind oder einen Facharzt nicht aufsuchen, nicht unversorgt zu lassen und so u. a. Krankenhauswiederaufnahmen zu verhindern. Als eine weitere wichtige Funktion Sozialpsychiatrischer Dienste hat sich die Krisenintervention erwiesen. Schließlich erfüllen Sozialpsychiatrische Dienste in manchen Bundesländern auch hoheitliche Aufgaben (gerichtliche Einweisungen).

Erfahrungen der letzten Jahre mit zunehmender sozialpsychiatrischer Orientierung der niedergelassenen Ärzte für Psychiatrie/Nervenärzte und verbesserter psychiatrischer Kompetenz der Allgemeinärzte (Hausärzte) haben gezeigt, daß künftig die nachgehende fachliche Betreuung wahrscheinlich mehr von niedergelassenen Ärzten übernommen werden kann, während die Krisenintervention mit der Möglichkeit, „vor Ort" Krisen abzufangen und so Fehleinweisungen zu vermeiden, an Bedeutung gewinnen dürfte. Für eine effektive Krisenintervention ist allerdings ein ganzwöchiger 24-Stunden-Dienst Voraussetzung, u. U. mit einem mobil tätigen Arzt.

Welche Struktur – Teambesetzung, Ansiedlung, Trägerschaft, zeitliche Verfügbarkeit – eines Sozialpsychiatrischen Dienstes zugleich am effektivsten und ökonomisch vertretbar ist, ist noch offen. Die Entscheidung darüber wird immer auch von lokalen Gegebenheiten, der sonstigen Ausstattung der Region mit Hilfsangeboten, der geographischen Besonderheit etc. abhängen, jedoch sollte auf der Grundlage bisher gemachter empirischer Erfahrungen durch eine generelle bundesweite Regelung über Struktur, Größe und Aufgabenstellung eine Optimierung Sozialpsychiatrischer Dienste angestrebt werden.

Sozialpsychiatrische Dienste bedürfen kontinuierlicher bilateraler bzw. multilateraler Kooperationsbeziehungen im gemeindepsychiatrischen Verbund und mit klinischen Institutionen sowie niedergelassenen Ärzten der Region, da ihre Klientel überwiegend auch die Klientel anderer Versorgungsinstitutionen ist. Hierzu bestehen bisher nur lokale Regelungen, die noch einer allgemein verbindlichen Basis bedürfen.

5.2.1.6 Nichtmedizinische Beratungs- und Betreuungsdienste

Nichtmedizinische Beratungs- und Betreuungsdienste (z. B. Suizidberatung, Telefonseelsorge, Psychosozialer Dienst) müssen entsprechend ihrer vorgeschobenen Position im Versorgungssystem über gewisse psychiatrisch-psychotherapeutische Basiskompetenzen (Erkennen, Beraten, Verweismöglichkeiten, Gesprächsführung) verfügen. Entsprechend sollten hier *Konsultations- und Supervisionsvereinbarungen* mit Praxen getroffen werden, um einen entsprechenden Qualitätsstandard zu sichern.

Die in Deutschland vorhandenen vielfältigen Beratungsstellen nehmen traditionell einen wichtigen und etablierten Platz in der ambulanten Versorgung ein. Die meisten Beratungsstellen verstehen sich als zuständig für definierte Patienten- bzw. Klientengruppen, z. B. für Suchtkranke, bei Ehe-/Partner- und Familienproblemen oder bei psychogenen Eßstörungen.

Als rechtliche und konzeptuelle Voraussetzung ist allen gemeinsam, daß sie Beratung und nicht Therapie anbieten; zumeist sind sie aber in der einen oder anderen Form zugleich auch therapeutisch – psychotherapeutisch, soziotherapeutisch und/oder psychoedukativ – tätig. Ferner sind ihre Zuständigkeitsbereiche oft nicht sehr scharf umrissen und überschneiden sich mit anderen Versorgungsangeboten der Region. Therapeutisches Teilengagement und Überlappung der Aufgaben sind unvermeidbar und eher vorteilhaft, wenn sie sich im gebotenen Rahmen halten und nicht zu einer Zuständigkeit für alles „Psychosoziale" oder zu kooperationsfeindlichem Konkurrenzverhalten führen.

Beratungsstellen befinden sich weit überwiegend in freigemeinnütziger Trägerschaft. Ihre Finanzierung erfolgt durch überörtliche und teils örtliche Sozialhilfeträger. Ihre Einrichtung ist bislang nicht abhängig von einem Bedarfsnachweis. Sie sind auch bisher rechtlich nicht in regionale Versorgungsverpflichtungen eingebunden, d. h. sie können sich ihre Aufgabenstellung und ihre Klientel selbst aussuchen. Eine *Einbindung in regionale Bedarfsplanung, Pflichtversorgung und Verpflichtung zur Kooperation* mit anderen komplementär tätigen Diensten ist künftig unter Gesichtspunkten besserer Versorgungsqualität und ökonomischerer Nutzung verfügbarer Ressourcen unabdingbar nötig.

5.2.1.7 Nichtprofessionelle Hilfsangebote

Betroffene (Patienten und Angehörige), Selbsthilfegruppen und Laienhelfer sind künftig stärker in die professionelle Behandlungsplanung einzubinden. Insbesondere die intensive Zusammenarbeit mit Angehörigen bildet heute einen nicht verzichtbaren Bestandteil psychiatrischer Arbeit. Der Kontakt zu „Angehörigen- und Betroffenen"-Verbänden stellt eine wichtige Aufgabe in der Öffentlichkeitsarbeit dar.

Während Betroffenenverbände und Selbsthilfegruppen in der Suchtkrankenversorgung eine jahrzehntelange Tradition haben und national und international weit verbreitet sind, haben sich derartige Organisationen in der Allgemeinpsychiatrie erst viel später entwickelt.

Selbsthilfegruppen psychisch Kranker haben eine unterschiedliche Entstehungstradition. Es gibt die eher der Psychiatrie „nahestehenden" Gruppen, die oft ausgehend von Patientenclubs, Behandlungs- und Nachsorgegruppen ambulanter Dienste und Einrichtungen, psychiatrischen Kontaktstellen etc. entstanden sind, und sich so im Umfeld ambulanter und komplementärer Psychiatrie und getragen von einem Rückfallprophylaxeanliegen und solidarischen Leben und Handeln gebildet haben. Daneben gibt es Selbsthilfegruppen, die sich eher als antipsychiatrische Initiativen verstehen, die Gruppen und Organisationen gegründet haben mit der konkreten Zielsetzung, sich allen psychiatrischen Einflüssen zu widersetzen.

In der psychiatrischen Landschaft spielen diese Gruppen regional unterschiedlich eine bedeutsame Rolle. Den Bundesverband Psychiatrieerfahrener gibt es erst seit Anfang der 90er Jahre. Dieser Verbund, der sich dem Dachverband psychosozialer Hilfsvereinigungen angeschlossen hat, versucht die unterschiedlichen Strömungen von Selbsthilfegruppen und psychiatrieerfahrenen Gruppen in seine Verbandsorganisation und seine Vorstandstätigkeit zu integrieren. Die Zahl der Selbsthilfegruppen ist nicht bekannt. Es gibt regional unterschiedliche Entwicklungen, z. T. krankheitsspezifische Selbsthilfegruppen wie Gruppen für Depressive, Patienten mit manischen oder schizophrenen Störungen etc. Es gibt aber auch Selbsthilfegruppen psychisch Kranker ohne Zuordnung zu einer diagnostischen Gruppierung.

Die Zusammenarbeit mit Angehörigen ist ebenfalls zum selbstverständlichen Bestandteil psychiatrischer Arbeit geworden. Sie sind zunehmend Partner im therapeutischen Prozeß, Mitwirkende am sogenannten *Trialog* zwischen Betroffenen, Professionellen und Angehörigen. Angehörige haben sich Mitte der 80er Jahre in einem Bundesverband organisiert, der sich in Landesverbände und z.T. örtliche Organisationen aufgliedert. Wenn auch regional unterschiedlich, so prägen Angehörige inzwischen vielfach das Bild in der Öffentlichkeit, sie beteiligen sich an Psychiatriebeiräten und „Runden Tischen", an regelmäßigen Trialoggesprächen und finden mit ihren Anliegen bei den psychiatrischen Fachleuten zunehmend Gehör. Daß dabei unterschiedliche Interessenlagen für Professionelle, Angehörige und Betroffene eine Rolle spielen können, gibt der täglichen Arbeit besonderes Gepräge.

5.2.2 Stationärer Bereich

5.2.2.1 Bettenbedarf

Als notwendige Bettenmeßziffer einer flächendeckenden stationären Versorgung werden *0,6–1,0/1000 Einwohner* angesehen. Diese Größenordnung stellt noch nicht die *Fehlbelegung von somatischen Einrichtungen* mit psychisch Kranken in Rechnung. Auch in Anbetracht neuer chronischer Patientengruppen sowie der Verbreiterung der Alterspyramide ist möglicherweise eine Korrektur nach oben hin notwendig. Unabhängig von diesen Durchschnittswerten sind – immer unter Berücksichtigung der regionalen Gegebenheiten und bewährten Strukturen – *eine weitere Bettenreduktion in großdimensionierten wohnortfernen Fachkrankenhäusern und der Aufbau wohnortnaher Abteilungen an Allgemeinkrankenhäusern* erforderlich.

5.2.2.2 Klinisch-stationäre Einrichtungen

Eine Abstufung der stationären Versorgung nach *Grund-, Regel-, Haupt- und Schwerpunkt- bzw. Maximalversorgung,* wie sie in der somatischen Medizin selbstverständlich ist, erscheint in Grenzen auch für psychisch Kranke sinnvoll. Dabei sollten sowohl der Bedarf an medizinisch-interdisziplinären und rasch erreichbaren, als auch der an speziellen Therapie- und Rehabilitationsangeboten durch eine nach Funktionen *differenzierte Angebotskoordination* verschiedener Einrichtungsformen gewährleistet sein. Bei prinzipiellem Festhalten an der *regionalen Pflichtversorgung* möglichst aller stationären Einrichtungsformen – um eine Zweiklassenpsychiatrie zu vermeiden – relativiert diese Forderung Nutzen und Notwendigkeit einer Vollversorgung durch jede einzelne Institution und hält statt dessen eine *funktionale Arbeitsteilung* zwischen regional benachbarten Psychiatrischen Abteilungen, Fachkliniken und Universitätskliniken im Sinne einer bedarfsgerechten Versorgung für ausreichend und besser geeignet. Trotz vereinzelt kontrovers geführter Diskussion wird eine Versorgungskooperation der verschiedenen klinisch-stationären Einrichtungen als pragmatisch sinnvolles Vorgehen angesehen.

Insgesamt befindet sich der stationäre Bereich weiterhin in einer Übergangsphase, die durch Enthospitalisierung, Verkleinerung und Spezialisierung im Bereich der Fachkliniken sowie den weiteren Aufbau von Abteilungen sowie die teilweise Verlagerung von stationärer in teilstationäre Kapazität gekennzeichnet ist. Diese Entwicklung ist fortzuschreiben, wobei dem Aufbau gemeindepsychiatrischer Verbünde eine besondere Rolle zukommt.

5.2.2.2.1 Psychiatrische Krankenhäuser

Psychiatrische Krankenhäuser, üblicherweise als Psychiatrische Fachkrankenhäuser bezeichnet, entwickeln sich in einem Funktionsverbund zu einem differenzierten psychiatrischen Behandlungszentrum („Gesundheitszentren") mit
- ausreichender stationärer Krankenhauskapazität
- Gliederung in überschaubare Funktions- und Fachbereiche
- differenzierten stationären Angeboten
- differenzierten tagesklinischen Angeboten
- Institutsambulanzen
- Angeboten medizinischer und beruflicher Rehabilitation
- Angeboten der Eingliederungshilfe
- Pflegeangeboten (in sehr eingeschränktem Rahmen)
- Ausbildungsstätten sowie
- Wirtschafts- und Versorgungsdiensten.

Bei der aktuellen Entwicklungsmöglichkeit zu differenzierten Behandlungszentren mit allen Möglichkeiten psychiatrischer Diagnostik, Behandlung und Pflege müssen folgende Kriterien erfüllt sein:
- bedarfsgerechte Größenordnung

– Wohnortnähe
– Verbundlösung zwischen ambulanten, teilstationären und komplementären
  Diensten und Einrichtungen.

Folgende Leistungsangebote (außer den genannten) sind notwendig:
– Allgemeine Psychiatrie und Psychotherapie,
– Gerontopsychiatrie
– Suchtkrankenbehandlung.

Als besondere Leistungsangebote kommen vor allem in Betracht:
– Neurologie
– Kinder- und Jugendpsychiatrie
– Forensische Psychiatrie
– Konsiliarpsychiatrie
– Psychotherapeutische Spezialangebote (tiefenpsychologisch, verhaltensthera-
  peutisch).

Mit dieser *Leistungsdifferenzierung* in einem integrierten psychiatrischen Behandlungszentrum sind (z. T. überregionale) Aufgaben der Schwerpunkt- und
Maximalversorgung verbunden. Die Größenordnung bestimmt sich aus der
regionalen Versorgungsstruktur (Angebote im ambulanten und komplementär-
en Bereich, Bevölkerungsstruktur) und der notwendigen Binnendifferenzierung
der Einrichtung. Dabei können die Kriterien relativ gleicher Versorgungser-
fordernisse oder ähnlicher Diagnose- und Prognoseerwartungen zugrundege-
legt werden (funktionale Differenzierung), es kann aber auch das Prinzip der
sektorisierten Versorgung Grundlage für die *Binnengliederung* des Krankenhauses sein. Regionale Binnensektorisierung ist allerdings nur dort sinnvoll, wo
die geographischen sowie intra- und extramuralen organisatorischen Voraussetzungen gegeben sind, um deren Ziele – Nähe der versorgten Region, Überschau-
barkeit des Krankenhauses für Patienten und Mitarbeiter und Kontinuität der
Versorgung chronisch Kranker – zu erreichen. Als rein administratives Prinzip
darf die Binnensektorisierung eine funktionale Binnendifferenzierung nicht be-
hindern.

5.2.2.2.2 Psychiatrische Abteilungen an Allgemeinkrankenhäusern

Die Abteilungen für Psychiatrie und Psychotherapie an Allgemeinkrankenhäusern, deren gemeindenahe Grundkonzeption bis auf Griesinger zurückgeht, sind
als Folge der Reformempfehlungen der Psychiatrie-Enquete 1975 und der Empfehlungen der Expertenkommission 1988 entstanden. Sie übernehmen die Aufgaben der umfassenden psychiatrischen und psychotherapeutischen stationären
Behandlung akut und chronisch Kranker sowie langfristig stationär behand-
lungsbedürftiger Patienten. Das setzt ein ausdifferenziertes psychiatrisches,
psychotherapeutisches und sozialpsychiatrisches Behandlungsangebot auf der
Grundlage eines milieutherapeutischen Gesamtkonzeptes voraus.

Vollversorgung setzt neben einem teilstationären auch ein ambulantes Versorgungsangebot mit Institutsambulanz voraus, um ein abgestuftes und umfassendes therapeutisches Angebot zu gewährleisten. Mehr als 80 % der Abteilungen haben die *Versorgungsverpflichtung* für ein festes regionales Einzugsgebiet übernommen. Das bedeutet, daß diese Abteilungen jeden psychisch erkrankten Patienten, der stationär behandlungsbedürftig ist, aufnehmen und uneingeschränkt bis zum Entlassungszeitpunkt versorgen. Ausnahmen von der Versorgungsverpflichtung bestehen in der Regel für die forensische Psychiatrie. Um die Vollversorgung zu gewährleisten, ist eine enge Kooperation mit Einrichtungen der außerklinischen Versorgung unumgänglich, die im Rahmen von Psychosozialen Arbeitsgemeinschaften und/oder Kooperationskonferenzen, d. h. speziellen Fallbesprechungen unter Teilnahme aller an der Behandlung eines einzelnen Patienten beteiligten Einrichtungen, erfolgt. Nach den Erfahrungen beim Aufbau Psychiatrischer Abteilungen der vergangenen Jahre wird der umfassende Versorgungsauftrag nur dann verwirklicht werden können, wenn von den Kliniken Impulse zum Aufbau eines *außerklinischen Behandlungs- und Versorgungsnetzes* mit der Gründung von Trägervereinen ausgehen.

Im stationären Bereich sind nach den Empfehlungen der Psychiatrie-Personalverordnung Stationen mit 16 bis maximal 18 Betten notwendig, um die Bildung von differenzierten Behandlungseinheiten zu gewährleisten. In Anlehnung an die Psychiatrie-Personalverordnung wurden im *gerontopsychiatrischen Bereich* und zur Behandlung von *Suchtkranken* Schwerpunkte entwickelt und spezielle *psychotherapeutische Behandlungseinheiten* gebildet. Zum Konsiliardienst der Abteilungen für Psychiatrie und Psychotherapie gehören psychotherapeutisch-psychosomatische Angebote in Diagnostik und Therapie für Patienten der anderen medizinischen Fachabteilungen. Eine intensive medizinische Diagnostik und Therapie bleibt den somatischen Disziplinen des Krankenhauses vorbehalten, wo psychisch erkrankte Patienten interdisziplinär konsiliarisch mitbehandelt werden. Für die psychiatrisch-psychosomatische Konsiliar- und Liaisonarbeit fehlt häufig noch die personelle Ausstattung.

5.2.2.2.3 Psychiatrische Universitätsabteilungen

Unter Versorgungsgesichtspunkten – aber auch solchen von Forschung und Lehre – sollten Universitätskliniken zunehmend in Aufgaben der Pflichtversorgung einbezogen werden, die allerdings mit ihren universitären Aufgaben abgestimmt werden müssen. Universitätskliniken spielen auch künftig in Forschung und Lehre eine entscheidende Rolle, die durch Lehrkrankenhäuser ergänzt, aber nicht ersetzt werden kann. Allerdings sollte die universitäre Konzentration der Forschung, die im Gefolge der Auseinanderbewegung von Universitätspsychiatrie und psychiatrischen Versorgungseinrichtungen im letzten Jahrhundert zustande kam, durch Annäherung beider Bereiche überwunden werden. Klinische Forschung (und Lehre) sollten sich dringlich auch der Klientel annehmen, die in nichtuniversitären Einrichtungen behandelt wird.

5.2.2.2.4 Spezialkliniken

In Zusammenhang mit dem 1972 erlassenen Krankenhausfinanzierungsgesetz, wonach die finanzielle Beteiligung des Bundes für Bau und Unterhaltung von Krankenhäusern der Akutversorgung geregelt wurde, wurden die Länder zur Aufstellung von Krankenhausbedarfsplänen verpflichtet, worin jedoch nur 75 % der vorhandenen Krankenhäuser einer Planung unterworfen wurden, die restlichen 25 % planungsfrei blieben. Hieraus ergab sich die Konsequenz, daß im planungsgebundenen Bereich ein Bettenabbau zu verzeichnen war, wohingegen im planungsfreien Bereich von Sucht-, Kur- und Rehabilitationskliniken die Zahl der vorgehaltenen Betten zunahm. Hierdurch kam es zu einer Verselbständigung psychosomatisch-psychotherapeutischer Versorgungseinrichtungen mit insgesamt ca. 10 000 Betten, in denen in der Regel wohnortfern auch Kranke mit schweren psychischen Erkrankungen psychotherapeutisch behandelt werden. Abgesehen von einer Reihe qualitätsgesichert arbeitender Reha-Kliniken für stationäre Psychotherapie widerspricht diese Entwicklung – zumal wenn sie mit einer unzureichenden Personalausstattung verbunden ist – den Prinzipien einer mehrdimensional orientierten Diagnostik und Therapie sowie wohnortnaher Rehabilitation psychischer Erkrankungen. Außerdem ist oft der Grundsatz „ambulant vor stationär" nicht adäquat berücksichtigt.

5.2.2.3 Wohnortnähe

Stationäre Einrichtungen sollten grundsätzlich wohnortnah gelegen und innerhalb von ca. 30 bis maximal 60 min. Anreisezeit mit öffentlichen Verkehrsmitteln erreichbar sein. Im Falle von überregional vorgehaltenen Spezialangeboten muß sichergestellt werden, daß durch relative Wohnortferne der Behandlungserfolg nicht gefährdet wird. Diese Forderungen sollten bei künftigen Planungen unbedingt berücksichtigt werden.

5.2.2.4 Pflicht-/Vollversorgung

Stationäre Einrichtungen müssen eine für die Versorgung einer zugeordneten Region ausreichende Anzahl von Betten/Plätzen ausweisen. Aufnahmeverpflichtung gilt für alle aus dem Versorgungsgebiet eingewiesenen Patienten. Die Aufnahmemodalitäten müssen – wie bei somatisch Kranken – eine freie Krankenhauswahl vorsehen, Nachteile einer Sektorisierung müssen gemildert bzw. abgebaut werden. Pflichtversorgung darf nicht mit freier Krankenhauswahl kollidieren, Sektorisierung ist als Übergangslösung bis zur abgestimmten Differenzierung aller Krankenhäuser anzusehen. Vollversorgung bedeutet, daß das ganze Spektrum psychischer Erkrankungen und Krankheitsstadien mit entsprechend koordinierten Behandlungsangeboten und Institutionen in einer Region – nicht notwendigerweise in einer Einrichtung – versorgt werden kann. Dabei ist eine Aufgabenteilung zwischen den Einrichtungen benachbarter Regionen, z.B. im Sinne von Regel- und Spezialversorgung, anzustreben.

5.2.2.5 Flächendeckender Ausbau

Ein Netz von psychiatrisch-psychotherapeutischen Abteilungen an Allgemeinkrankenhäusern in Kooperation mit Fachkrankenhäusern und Universitätskliniken ist weiter auszubauen.

5.2.2.6 Spezialisierung

Spezialangebote in psychiatrischen Krankenhäusern, z. B. für Suchtkrankheiten,
Gerontopsychiatrie, Rehabilitation, Psychotherapie oder Forensische Psychiatrie,
aber auch für spezielle Krankheitsbilder, wie z. B. Zwangsstörungen, mit über-
regionaler Zuständigkeit sind weiter auszubauen. Eine Entdifferenzierung der
Versorgungsinstitutionen i. S. einer Durchmischung von Altersgruppen, Krankheitsbildern und -stadien mit z. T. sehr unterschiedlichen Behandlungsbedürf-
nissen ist abzulehnen. Hier sollte – analog zum ambulanten Bereich – in einer
definierten Versorgungsregion ein zwischen verschiedenen Einrichtungen
koordiniertes Angebot vorgehalten werden. Dabei muß verhindert werden,
daß die Versorgung rein kompetitiven oder wirtschaftlichen Gesichtspunkten
folgt.

5.2.2.7 Konsiliar-/Liaisondienst

Psychiatrisch-psychotherapeutische Abteilungen an Allgemeinkrankenhäusern,
psychiatrische Fachkrankenhäuser und Universitätskliniken sind auch für die
psychiatrisch-psychotherapeutischen Konsilanforderungen (ca. 3–5 % aller Aufnahmen) zuständig. Von diesen sind 2/3 psychiatrisch-psychotherapeutisch relevante Konsilanforderungen i. e. S. (1/3 Abhängigkeitserkrankungen, 1/3 orga-
nische Psychosyndrome). Auch für die restlichen 1/3 somatopsychischen und
psychosomatischen Erkrankungen i. e. S. ist in der Regel ein mehrdimensionaler
Ansatz erforderlich. Auf ca. 200–300 Konsilanforderungen pro Jahr muß ein
Facharzt für Psychiatrie und Psychotherapie gerechnet werden. Im Interesse
einer Integration der Psychiatrie und Psychotherapie in die anderen medizinischen Fachdisziplinen muß ein psychotherapeutisch-psychosomatischer
Liaisondienst neben dem psychiatrischen Konsiliardienst vorgehalten werden.
Bettenführende psychosomatische Abteilungen an Allgemeinkrankenhäusern
werden nicht empfohlen, statt dessen sollten somatopsychisch Erkrankte in den
jeweiligen fachspezifischen somatischen Abteilungen behandelt und durch einen
psychiatrisch-psychotherapeutischen Liaison- und Konsiliardienst mitbetreut
werden. Davon ausgenommen sind Universitätskliniken mit den hier etablierten
Psychosomatischen Abteilungen mit ihren Funktionen in Versorgung, Lehre und
Forschung.

5.2.2.8 Institutsambulanzen/Polikliniken

Neben dem flächendeckenden Ausbau von Praxen niedergelassener Psychiater und Psychotherapeuten sowie Nervenärzten, die zunehmend spezialisiertere Angebote vorhalten, sind auch weiterhin Spezialangebote in Institutsambulanzen (§ 118 SGBV) erforderlich. Entsprechend sind poliklinische Angebote neben ihrer Bedeutung für Forschung und Lehre für eine Spezialversorgung unentbehrlich.

5.2.2.9 Vor- und nachstationäre Behandlung

Vor- und insbesondere nachstationäre Behandlungsmöglichkeiten bekommen immer mehr Bedeutung im Sinne einer besseren Vernetzung zwischen ambulanten und stationären Diensten. Sie dienen damit auch der Verbesserung der Behandlungskontinuität, der Vermeidung von Doppeldiagnostik und der Verkürzung stationärer Verweildauern.

5.2.3 Teilstationärer Bereich

Nach wie vor besteht ein Bedarf zum Ausbau tagesklinischer Angebote, auch mit Spezialisierung (z. B. Sucht, Gerontopsychiatrie). Dieser Bedarf wird in Anlehnung an Empfehlungen der Expertenkommission (1988) mit einer Platzmeßziffer von 0,15/1000 Einwohner geschätzt.

5.2.4 Komplementärer/rehabilitativer Bereich

Das Wort „komplementär" trifft den Sachverhalt der umfangreichen und vielfältigen Versorgungsangebote in den Lebensfeldern Arbeiten und Tagesbeschäftigung, Wohnen und Wohnbetreuung, Teilnahme am Leben in der Gesellschaft sowie Hilfe und Betreuung bei weitem nicht.

Das umfangreiche Spektrum von Diensten und Einrichtungen im Umfeld ambulanter und stationärer Versorgung hat sich im Anschluß an die Psychiatrie-Enquete und vor allem unterstützt durch das Modellprogramm Psychiatrie entwickelt.

Auf den speziellen Hilfebedarf im komplementären Bereich sind vor allem die Empfehlungen der Expertenkommission der Bundesregierung von 1988 ausführlich und differenziert eingegangen. Die meisten dieser Hilfen werden institutionell gewährt (in Behindertenwerkstätten oder Zuverdienstfirmen, in Wohn- und Pflegeheimen, Wohngruppen und in betreuten Einzelwohnungen). In allen Städten und Landkreisen haben sich Dienste und Einrichtungen entwickelt, wenn auch in außerordentlich unterschiedlicher Ausprägung. Auch für die komplementäre Versorgung haben sich Standards entwickelt. Kleine, wohnortnahe

Dienste und Einrichtungen, die an den Bedürfnissen der überwiegend chronisch psychisch Kranken und chronisch Abhängigkeitskranken orientiert sind, gehören zunehmend zum Standard.

Die Expertenkommission der Bundesregierung hat vorgeschlagen, in jedem Versorgungssektor mindestens einen gemeindepsychiatrischen Verbund aufzubauen, der in einer Trägerschaft oder im Trägerverbund die komplementäre Versorgung dieser Region sicherstellt. Elemente des gemeindepsychiatrischen Verbundes sind Hilfen in den Bereichen des Wohnens, von Arbeit und Tagesstrukturierung, Betreuungen und ambulanter Hauskrankenpflege. Zum gemeindepsychiatrischen Verbund gehören verbindlich:
- Kontaktstelle
- Tagesstätte
- betreutes Wohnen und
- psychiatrische Hauskrankenpflege.

In zahlreichen Städten und Gemeinden gibt es bereits verbindliche Trägerstrukturen für die Realisierung des gemeindepsychiatrischen Verbundes.

Anhaltszahlen zur Personalausstattung für komplementäre Dienste und Einrichtungen sind bisher nicht vorhanden. Sie sind abhängig von sonstigen Diensten und Einrichtungen einer jeweiligen Versorgungsregion.

Wegen der besonderen Bedeutung dieses Versorgungssektors hat die Bundesregierung eine Kommission eingesetzt, die Anhaltszahlen und Personalbedarf im komplementären Bereich erarbeitet. Die Ergebnisse der Kommission werden 1997 vorliegen.

5.2.5 Behandlungskette

Die sachgerechte (und kostengünstigere) institutionelle Nachbehandlung bei psychischen Erkrankungen mit mittel- bis längerfristigem Verlauf sollte in der mehrdimensionalen psychiatrisch-psychotherapeutischen Behandlungskette (Tagesklinik, Institutsambulanz, Rehaeinrichtung) erfolgen, nicht in wohnortfernen Psychosomatischen Reha-Kliniken. Psychosomatische Akut- und Rehakliniken dürfen nicht für die mehr- dimensionale Behandlung akuter und längerfristiger psychischer Erkrankungen, meist wohnortfern, fehlbelegt werden.

6 Spezialisierungsbedarf

Aus den vorstehenden Überlegungen ist deutlich geworden, daß im Sinne einer angemessenen, d.h. bedarfsorientierten und ressourcenkoordinierten Versorgung Psychiatrie und Psychotherapie *Basisdisziplin* ist bzw. wieder werden muß. „Psychiatrie und Psychotherapie" umfaßt Diagnostik, Behandlung, Rehabilitation, Prävention und Beratung bei psychischen Erkrankungen, Störungen und Problemfeldern. „Basisdisziplin" bedeutet hier, daß prinzipiell alle diagnostischen und therapeutischen Kompetenzen vorgehalten werden. Diese Breite ist Voraussetzung für eine adäquate, d.h. schulenübergreifend breitgefächerte Diagnostik und therapeutische Differentialindikation i.S. eines biologische, psychologische und soziale Entstehungsbedingungen und Therapiemöglichkeiten berücksichtigenden *Gesamtbehandlungsplans,* der gegebenenfalls auch eine bedarfsgerechte Weitervermittlung im Versorgungssystem ermöglicht, wenn Spezialkompetenzen erforderlich sind. Hier kommen *Nachbar- und Spezialdisziplinen* ins Spiel, die zunächst prinzipiell entlang folgender vier Dimensionen systematisiert werden können:
1. Krankheiten/Störungen/Problemfelder
2. Altersgruppen
3. therapeutische Kompetenzen
4. settingspezifische Erfordernisse.

6.1 Krankheiten/Störungen/Problemfelder

Diese erste Dimension umfaßt alle Kategorien, wie sie beispielsweise die ICD-10 (vgl. Tabelle 1) klassifiziert. Sie lassen sich in Anlehnung an das triadischen System in einer Übergangsreihe anordnen, an die Neurologie einerseits und somatische Disziplinen andererseits angrenzen.

Innerhalb dieser Übergangsreihe haben sich bereits Spezialitäten wie die Behandlung von *Suchterkrankungen* (vgl. 6.1.1) herausgebildet. Diese Entwicklung – an sich wünschenswert – ist insofern kritisch zu betrachten, als sich oft *„Experten" mit sehr einseitigen Kompetenzen* dieser Klientel angenommen haben, wodurch ihr vor allem – noch in Entwicklung begriffene – *biologische Therapieansätze vorenthalten werden.* Beispiele für derartige Fehlentwicklungen sind die noch völlig unzureichend etablierten Behandlungsmethoden und weitgehend fehlenden Institutionen für Patienten mit „*Doppeldiagnosen*" – in Anbetracht der allgemein hohen Komorbiditätsrate psychischer Erkrankungen eher die Regel als die Ausnahme. Da sich – anders als in der Inneren Medizin – Subspezialisierungen auch künftig nicht an verschiedenen Organgebieten orientieren können, müssen andere Wege eingeschlagen werden. Es ist eine offene Frage, ob hier Krankheits- und Störungsgruppen bzw. Problemfelder herangezogen werden sollten. Am ehesten ist das Gebiet der *Forensischen Psychiatrie* (vgl. 6.1.2) aufgrund seiner besonderen juristischen Implikationen, der Überschneidung therapeutischer und resozialisierender Maßnahmen sowie Settingbesonderheiten als Subspezialität geeignet.

6.1.1 Perspektiven der Suchtmedizin

Die Behandlungsprävalenzen Alkoholkranker liegen in psychiatrischen Kliniken bei 30–40 %, in internistischen und chirurgischen Abteilungen bei rund 20 %. Angesichts des hohen Pro-Kopf-Konsums zu Beginn der neunziger Jahre ist auf keinen Fall mit einem Absinken der Behandlungsbedürftigen zu rechnen, eher sogar mit einem weiteren Anstieg.

Obwohl nach der Auffassung der WHO der Bereich der Abhängigen von psychotropen Substanzen insgesamt zum Bereich Mental Health (d. h. Psychiatrie und Psychotherapie) gerechnet wird, leisten Allgemeinärzte und Hausärzte die Hauptlast der Versorgung dieser Patienten in Deutschland (70 %). Die niedergelassenen Psychiater und Nervenärzte versorgen nur 4–5 % der Suchtkranken. Dagegen haben die psychiatrischen Abteilungen und Fachkliniken einen höheren Stellenwert. Sie leisten rund $^1/_4$ der stationären Entgiftungsmaßnahmen. Die übrigen werden überwiegend in internistischen Abteilungen von Allgemeinkrankenhäusern durchgeführt. Die Schaffung spezieller Suchtabteilungen in den psychiatrischen Fachkliniken ist bereits weit fortgeschritten und wird in den nächsten Jahren wahrscheinlich alle Zentren für Psychiatrie umfassen, so daß von einer weiteren Verbesserung der Versorgung auszugehen ist. Hierbei spielt die Entwicklung des Konzeptes des „*Qualifizierten Entzuges*" eine wesentliche Rolle. Darin wird neben den adäquaten körperlichen Maßnahmen zur Entgiftung schon primär von den behandelnden Ärzten und übrigen Berufsgruppen eine intensive und gezielte Motivationsarbeit geleistet. Ziel ist die Förderung von Krankheitseinsicht und der Antritt der individuell notwendigen weiterführenden Behandlung. Dieses Konzept kann auch auf internistische Abteilungen übertragen werden, so daß eine wesentliche Verschiebung in der Versorgung der Alkoholabhängigen bezüglich der Entgiftung nicht unbedingt notwendig wird.

Die *Entwöhnungsbehandlung* geschieht in Deutschland nach wie vor hauptsächlich in stationären Einrichtungen. Hieran hat die Psychiatrie nur einen geringen Anteil. Es ist anzustreben, daß die Empfehlungsvereinbarung zur *Finanzierung der Behandlung* durch Kassen (Entgiftung/Entzug) und Rentenversicherungsträger (Entwöhnung) in den nächsten Jahren überwunden wird zugunsten gemeindenaher Behandlungskonzepte, die in einer Hand liegen. Bei der Entwicklung und Evaluation entsprechender Behandlungsprogramme wird die Psychiatrie weitere konzeptuelle und wissenschaftliche Arbeit zu leisten haben. Dabei kommt ihr zustatten, daß ab Mitte der neunziger Jahre zunehmend auch die psychiatrischen Universitätskliniken ihre Aufgabe in der Behandlung, Erforschung und Lehre der Abhängigkeitserkrankungen besser wahrnehmen als früher. Es ist zu fordern, daß dieser Prozeß bis zum Jahr 2000 weitgehend abgeschlossen ist, so daß alle Universitätsklinika entsprechend spezialisierte Abteilungen haben. Damit wird es möglich werden, kombinierte stationär-ambulante Behandlungskonzepte umzusetzen, bzw. bei geeigneten Patienten primär ambulante Therapien durchzuführen und wissenschaftlich zu evaluieren. Eine wichtige Forschungsfrage für die nächsten Jahre wird sein, genaue Kriterien einer differentiellen Therapieindikation zu definieren.

Das bis in die neunziger Jahre bestehende Defizit in Lehre, Fort- und Weiterbildung wird im Zuge der Einrichtung spezialisierter Abteilungen auch in den Universitätsklinika abgebaut. In der Weiterbildung müssen zusätzliche Anreize geschaffen werden, die zu einer stärkeren Beschäftigung der Psychiater und Psychotherapeuten mit Alkoholkranken motivieren (z. B. durch Schaffung eines Schwerpunktes „Suchtmedizin", vgl. 7.2). Falls dies nicht gelingt, wird die Betreuung der Patienten zumindest im ambulanten Bereich gänzlich an Allgemeinärzte übergehen, wie dies bereits in anderen Ländern der Fall ist.

6.1.2 Perspektiven der Forensischen Psychiatrie

Gerade in den letzten Jahren hat die Forensische Psychiatrie – obzwar schon seit je ein wichtiger und integraler Arbeitsbereich innerhalb des psychiatrischen Fachgebietes – durch die klinischen und wissenschaftlichen Entwicklungen ein stärkeres eigenständiges Profil gewonnen. Sie stellt allerdings, obwohl ihre Bedeutung inzwischen weit über die vor allem an den Universitätskliniken gepflegten Begutachtungsaufgaben hinausgeht, ein in der Ausbildung noch nicht immer systematisch berücksichtigtes Teilgebiet dar. Viele psychisch kranke Menschen geraten infolge ihrer seelischen Störungen in rechtliche Auseinandersetzungen unterschiedlicher Art. Dies betrifft gleichermaßen zivil-, sozial- und strafrechtliche Fragestellungen, die entweder bei der klinischen oder ambulanten Betreuung der Patienten oder aber im Rahmen spezieller *Begutachtungsaufträge* zu bearbeiten sind. Die theoretischen Grundlagen und praktischen Aufgaben der Forensischen Psychiatrie berühren die Grenzen zu einer Reihe anderer Fächer, etwa juristische Wissenschaften, Kriminologie, Soziologie, Psychologie, Rechtsmedizin und Sexualmedizin. Darüber hinaus gibt es eine enge, fruchtbare Wechselbeziehung zwischen der allgemeinen und speziellen Forschung in klinischer Psychiatrie und Psychopathologie einerseits und Forensischer Psychiatrie andererseits. Einen Sonderbereich stellen die Aufgaben des *Maßregelvollzuges* dar. Die Therapie psychisch kranker Rechtsbrecher hat in den letzten Jahren erhebliche Fortschritte gemacht; sie unterscheidet sich allerdings in wesentlichen Aspekten von der Behandlung in der allgemeinen klinischen Psychiatrie. Zudem erfordert sie spezielle Kenntnisse, die in der allgemeinen Psychiatrie nicht vermittelt werden können, z. B. Methoden der *Kriminalprognose*, der Prävention delinquenten Verhaltens bei psychisch kranken Rechtsbrechern oder auch besondere diagnostische Verfahren, wie sie üblicherweise in der klinischen Psychiatrie nicht bekannt sind, etwa bei Sexualdeviationen, Persönlichkeitsstörungen oder Affektdelikten.

Inzwischen haben die unterschiedlichen Strömungen im Fach und in der publizierten Diskussion um die forensischen Aufgaben zur Forderung nach Einführung einer besonderen Qualifikation innerhalb des nervenärztlichen Fachgebietes für die Forensische Psychiatrie geführt. Gründe liegen etwa in der Notwendigkeit zur Fortentwicklung in den theoretischen und praktischen Aufgaben des Maßregelrechtes, aber auch in den Klagen über die Qualität der psychiatrischen Sachverständigentätigkeit vor Gericht, so daß geradezu von einem Notstand der Forensischen Psychiatrie gesprochen wurde und Qualitätsmängel oder Qualitätsverbesserung Dauerthemen des juristisch-psychiatrischen Dialoges darstellen. Dieser Mangel ist bislang durch die vorhandenen Weiterbildungsmöglichkeiten nicht ausgeglichen worden, vielmehr gibt es innerhalb und außerhalb der Universitäten eine zu geringe Zahl und eine unzureichende Ausstattung der Einrichtungen, die für die Fort- und Weiterbildung in Forensischer Psychiatrie zuständig sein könnten. Nur vereinzelt sind in den letzten Jahren Formen der Wissensvermittlung und Weiterbildung erprobt worden. Um den gestiegenen Anforderungen an Wissen und Erfahrung in der Forensischen Psychiatrie gerecht zu werden, erscheint es zwingend, eine Subspezialisierung einzuführen. Nur so können die heute möglichen Qualitätsstandards eingehalten, das Wissen in adäquater und bundesweit vergleichbarer Form vermittelt und erworben und die notwendigen Erfahrungen nachgewiesen werden. Das Referat der „Forensischen Psychiatrie" der DGPPN schlägt deshalb die Etablierung eines Schwerpunktes „Forensische Psychiatrie" vor, der der Vermittlung, dem Erwerb und dem Nachweis besonderer Kenntnisse, Fähigkeiten und Erfahrungen in diesem Aufgabengebiet dienen und die Qualitätsverbesserung in diesem Bereich sichern soll.

6.2   Altersgruppen

Bezüglich der o. g. zweiten Dimension gliedert sich das Feld der Psychiatrie bereits in Kinder- und Jugendpsychiatrie, Allgemeinpsychiatrie und Gerontopsychiatrie. Diese Aufgliederung ist in ihren Grenzbereichen unscharf. Von den in klinischen gerontopsychiatrischen Einrichtungen Tätigen wird hier ebenfalls eine Erweiterung der Weiterbildungsordnung angestrebt. Unbestritten haben die einzelnen Lebensphasen eigene Entwicklungsgesetzmäßigkeiten, die zu jeweils phasenspezifischen Abwandlungen und damit diagnostischen und therapeutischen Besonderheiten einzelner Krankheitsbilder beitragen – dies sind aber im Hinblick auf die Alterserkrankungen eher Argumente für entsprechende Spezialisierungen innerhalb als außerhalb einer psychiatrischen Gesamtdisziplin.

6.2.1   Perspektiven der Gerontopsychiatrie

Aufgrund der demographischen Entwicklung in der Bundesrepublik Deutschland nimmt die Zahl älterer und alter Menschen kontinuierlich zu, so daß mittlerweile 20 % der Gesamtbevölkerung das 60. Lebensjahr erreicht haben. Nach Hochrechnungen wird in der ersten Hälfte des nächsten Jahrhunderts der Anteil dieser Bevölkerungsgruppe auf 25–30 % ansteigen. Ca. 30 % der älteren Bevölkerung und über 50 % der Heimbewohner leiden an psychischen Störungen im weiteren Sinne, wobei diese Patienten und insbesondere die Heimbewohner in der ambulanten psychiatrischen Versorgung eher unterrepräsentiert sind. Da bei gerontopsychiatrischen Krankheitsbildern häufig zunächst somatische Beschwerden oder allgemeine Leistungseinbußen im Vordergrund stehen (z. B. bei der Altersdepression), gelangen viele ältere Patienten nicht oder nur auf Umwegen in eine fachpsychiatrische Behandlung. So wird das Gros der psychischen Störungen nach wie vor hausärztlich behandelt.

Im Gegensatz zu den angelsächsischen Ländern konnte sich in Deutschland erst vor drei bis vier Jahrzehnten eine spezielle gerontopsychiatrische Sichtweise herauskristallisieren, die seit den 70er Jahren auch die Psychotherapie des älteren Menschen miteinbezieht. Die Gerontopsychiatrie ist und bleibt Teil der Allgemeinpsychiatrie, muß jedoch altersspezifische Besonderheiten wie Multimorbidität, pharmakodynamische und -kinetische Veränderungen, funktionelle Besonderheiten und soziologische Gegebenheiten berücksichtigen.

Gerontopsychiatrische Stationen wurden zunächst nur in psychiatrischen Fachkliniken eingerichtet. An Universitätskliniken wurden spezielle bettenführende Einheiten aufgebaut, die zunächst noch Modellcharakter hatten. Die erste deutsche gerontopsychiatrische Tagesklinik wurde 1976 gegründet. Den etwa 13 500 gerontopsychiatrischen Betten standen 1991 nur 231 Tagesklinikplätze gegenüber, was einer Relation von 1:60 entsprach.

Durch eine verfeinerte somatische (z. B. bildgebende Verfahren) und funktionelle Diagnostik (z. B. geriatrisches Assessment) kann die Alterspsychiatrie zunehmend im mehrdimensionalen Kontext gesehen werden. Da im Gegensatz zur psychiatrischen Behandlung jüngerer erwachsener Patienten körperliche Begleit- und Grunderkrankungen (Multimorbidität) häufig eine wichtige Rolle spielen, hat das fächerübergreifende geriatrische Arbeiten für die Gerontopsychiatrie eine große Bedeutung. Da eine zu rasche Einstufung der älteren Patienten als Pflegefall, auch unter finanziellen Aspekten, vermieden werden sollte, beziehen moderne gerontopsychiatrische Konzepte unter dem Leitsatz „Rehabilitation vor Pflege" die stationäre und ambulante Rehabilitation in ihren Behandlungsplan mit ein. Noch zu wenig Unterstützung erhalten jedoch die gerontopsychiatrischen Patienten durch die Pflegeversicherung, da derzeit in den gutachterlichen Einschätzungen psychische Störungen zu gering bewertet werden.

Durch die neue fakultative Weiterbildung „Klinische Geriatrie" auch für Psychiater soll ein mehrdimensionaler Ansatz gefördert werden, da Alterskrankheiten nur im somatischen, psychischen und sozialmedizinischen Zusammenwirken verstanden werden können. Die Psychiatrie wird künftig vermehrt mit gesellschaftlichen Veränderungen konfrontiert werden. Für die Alterspsychiatrie bedeutet dies, daß für die wachsende Zahl älterer Menschen weniger jüngere Pflegekräfte und Familienangehörige zur Verfügung stehen werden. Diese Entwicklung wird auch durch die zunehmende Singularisierung der Gesellschaft gefördert.

Aufgrund knapper werdender finanzieller Ressourcen wird der Trend zu ambulanten und teilstationären Diagnose- und Behandlungsformen anhalten, wobei eine Koordination und Vernetzung der vielfältigen gerontopsychiatrischen Aktivitäten unumgänglich ist, um einerseits teure Parallelbehandlungen und andererseits eine Überlastung mit Therapieangeboten zu vermeiden. Das insbesondere in den letzten zehn Jahren zu beobachtende wachsende Interesse an gerontopsychiatrischer Fort- und Weiterbildung zeigt, daß ohne alterspsychiatrische Kenntnisse ein qualifiziertes Arbeiten nicht möglich ist. Universitätskliniken werden zunehmend gerontologische Grundlagenforschung sowie gerontopsychiatrische Therapie- und Versorgungsforschung durchführen, wobei insbesondere die Entwicklung und Evaluation geeigneter Behandlungsinstrumente von großer praktischer Relevanz ist. Immunologische und genetische Forschungssätze werden ihren schon jetzt bedeutenden Stellenwert weiter ausbauen. Die ethischen und juristischen Grundlagen für die Forschung mit nicht einwilligungsfähigen älteren Patienten müssen für alle Beteiligten zufriedenstellend geklärt werden.

6.3   Therapeutische Kompetenzen

Die dritte Dimension umfaßt die eigentlich diagnostisch-therapeutischen Schwerpunktsetzungen im Fach. Selbstverständlich gibt es hier Überlappungen mit allen anderen Dimensionen. Kompetenzen müssen – grundsätzlich individuumzentriert – auf die Bedürfnisse spezieller Krankheitsbilder und Altersgruppen abgestellt werden. Dies betrifft neben der Notwendigkeit einer adäquaten Institutionswahl im Versorgungsspektrum und den daraus resultierenden Behandlungsmodifikationen den Einsatz valider diagnostischer Verfahren sowie die den Regeln der Kunst entsprechende Anwendung geeigneter, d. h. aufgrund wissenschaftlicher Erkenntnisse im Einzelfall voraussichtlich wirksamer und vom Patienten akzeptierter Behandlungsverfahren. Bei gleichzeitiger Anwendung mehrerer Verfahren ist deren Abstimmung aufeinander in einem Gesamtbehandlungsplan erforderlich. Letzteres setzt wiederum Kenntnisse über mögliche Interaktionen verschiedener Behandlungsverfahren voraus. Eine derart breite Kompetenz ist erforderlich, um aus einseitiger Verabsolutierung von Partialkompetenzen resultierende Fehlplazierungen und Fehlbehandlungen zu vermeiden. Vor diesem Hintergrund ist unmittelbar ersichtlich, daß das Ziel einer der Qualitätssicherung und -optimierung dienenden Kompetenzerweiterung nicht der „biologische" oder „Sozial"-Psychiater, der Somatotherapeut oder Psychotherapeut sein können, sondern der entsprechend dem wissenschaftlichen Erkenntnisstand breit weitergebildete Psychiater und Psychotherapeut sein muß, der allerdings in Teilbereichen, wie bisher ausgeführt, spezialisiert sein kann und sollte. Sofern er im Einzelfall nicht in der Lage ist, das volle Methodenspektrum selbst anzubieten, muß er auf jeden Fall über die Fähigkeit zu einer differentiellen Indikationsstellung verfügen. Mit der voranschreitenden Entwicklung des Faches werden sich – analog zur Inneren Medizin – voraussichtlich zunehmend Spezialisierungen herausbilden müssen, da bereits heute und künftig erst recht eine Person kaum noch das gesamte Methodenspektrum beherrschen kann. Wie oben am Beispiel der Abhängigkeitserkrankungen ausgeführt, muß jedoch vermieden werden, daß Behandlungsindikationen nur selektiv – entsprechend einer einmal akquirierten Methode –, anstatt adaptiv, d. h. auf die individuellen Patientenerfordernisse und -bedürfnisse bezogen, gestellt werden. Auch Methodenspezialisten müssen daher über ein fundiertes Methodenspektrum verfügen. Eine Methodenspezialisierung ohne derart breite Basiskompetenz, wie z. B. im Gebiet Psychotherapeutische Medizin, wird daher kritisch gesehen.

6.4   Settingspezifische Erfordernisse

Spezialisierungen entlang der vierten Dimension betreffen die schon mehrfach angesprochenen Settingbesonderheiten. Psychische Erkrankungen verlaufen in der Regel episodenhaft, neigen häufig zur Chronifizierung und führen neben psychopathologischen auch zu sozialen Beeinträchtigungen. Psychiatrische „Versorgung" spielt sich entsprechend krankheitsstadienspezifischer Erfordernisse und Bedürfnisse in einem breiten Feld stationärer, teilstationärer, komplementärer und ambulanter Behandlungseinrichtungen ab. Jede dieser Versorgungsstrukturen, die sich selbst wieder vielfältig gliedern, hat ihre eigene – notwendigerweise beschränkte – Perspektive, die allerdings häufig in unzulässiger Weise verallgemeinert wird. Kontraproduktive, Teilbereiche verabsolutierende Polarisierungen wie „soziale" oder „gemeindenahe" versus „klinische" Psychiatrie haben hier ihre Ursache. Selbstverständlich werden in den verschiedenen Einrichtungen individuum- und krankheitsstadienspezifisch unterschiedliche therapeutische und rehabilitative Akzente gesetzt. Auch hier gilt aber, daß diese Akzente nur vor dem Hintergrund einer breiten Kompetenz fruchtbar gemacht werden können. Eine settingbezogene Spezialisierung erscheint daher nicht sinnvoll, wohl aber eine bedarfsgestützte Methodenspezialisierung in einer vernetzten Versorgungsstruktur.

An dieser Stelle ist noch einmal auf die Tatsache hinzuweisen, daß psychiatrisch-psychotherapeutische Versorgung immer in einem multiprofessionellen Kontext stattfindet, in dem der Arzt als Koordinator und Letztverantwortlicher eine Sonderstellung innehat. Er muß daher nicht nur über das Methodenspektrum der anderen Berufsgruppen und dessen Indikationsstellung und Anwendung informiert sein, sondern auch Führungs- und Managementkompetenz besitzen. Psychologen können aufgrund ihrer ausbildungsbedingt eingeschränkten Kompetenz diese Verantwortung im mehrdimensionalen diagnostischen und therapeutischen Prozeß nicht übernehmen.

7 Überlegungen zur Umsetzung

7.1 Entwicklung des Versorgungssystems

Die Umsetzung der vorgenannten Leitlinien zur psychiatrisch-psychotherapeutischen Behandlung und Versorgung im Kontext notwendiger Spezialisierungen erfordert entsprechende Anpassungen im Versorgungssystem. Diese Entwicklung trifft auf eine Phase zunehmender Ressourcenverknappung, in der die Gefahr droht, daß die Qualität der Versorgung gegenüber deren Wirtschaftlichkeit in den Hintergrund tritt. In dieser Situation erscheint es besonders dringlich, einen bundesweiten Konsens über Versorgungsstandards herzustellen, der es erlaubt, etwa geforderte Überlegungen zu einer Ressourcenallokation mit der nötigen Transparenz anstellen zu können. Andererseits erlauben erst verbindliche Versorgungsstandards, das Versorgungssystem entsprechend umzustrukturieren. Wie in den vorgenannten Leitlinien immer wieder verdeutlicht, ist im Bereich der psychiatrisch-psychotherapeutischen Versorgung vor allem die Zusammenarbeit zwischen den einzelnen Stufen des Versorgungssystems von der Primärversorgung bis zur Spezialversorgung stärker am Bedarf auszurichten. Dies erfordert einerseits eine breitere psychiatrisch-psychosomatische Basisqualifizierung bereits auf der Stufe der Primärversorgung, andererseits die Rückführung einer Überspezialisierung auf den nachgeordneten Versorgungsstufen (ohne bisher hinreichende psychiatrische Fachkompetenz) in eine angehobene psychiatrische Fachkompetenz mit erst nachgeordneter Spezialisierung durch Schwerpunktbildung. Grundlage dieser Forderungen ist einerseits die Tatsache der hohen Rate (unzureichend diagnostizierter) psychiatrisch-psychosomatischer Störungen in Allgemeinpraxen, andererseits die Erkenntnis ihrer mehrdimensionalen Bedingtheit und Behandlungsnotwendigkeit.

Die Berücksichtigung dieser Forderungen setzt künftig einerseits eine bessere Koordination und Kooperation auf den verschiedenen Planungs- und Handlungsebenen des Versorgungssystems voraus, andererseits ergeben sich Konsequenzen für die Fort- und Weiterbildung (vgl. 7.2) sowie die quantitative Auslegung, den Differenzierungs- und Spezialisierungsgrad sowie die fachliche Vernetzung einzelner Institutionen. Dabei sind Finanzierungsmodelle zu entwickeln, die eine am individuellen Bedarf orientierte, bei erforderlichem Institutionswechsel nahtlose Patientenbehandlung erlauben. Integrierte, auf Behandlerkontinuität angelegte Versorgungsstrukturen sind in der Regel zu bevorzugen.

Bei geplanten Umstrukturierungen erscheint es sinnvoll, allgemein akzeptierte Standards mit regional oder lokal bereits vorhandenen, an ihrer Effektivität und Effizienz zu messenden Strukturen abzugleichen. Praxisferne Entscheidungen am „grünen Tisch" erscheinen genauso wenig geeignet, wie rein an der Bestandswahrung orientierte Interessen, zu einer notwendigen Optimierung des Versorgungssystems beizutragen. Politiker, ausgewogen zusammengesetzte Fachgremien, Institutionen und nicht zuletzt betroffene Patienten sollten möglichst gemeinsam einen Konsens über die optimale Versorgung in „ihrer" Region finden.

7.2   Spezialisierung und Weiterbildungsordnung

In den letzten Jahrzehnten erbrachte die Forschung in der Psychiatrie und ihren angrenzenden Grundlagen- wie Spezialdisziplinen eine Fülle von Erkenntnissen hinsichtlich Ätiopathogenese, Diagnostik, Therapie und Prognose psychischer Störungen. Daraus resultierte in vielen Bereichen eine Tendenz zur Spezialisierung. Es ist heute kaum mehr möglich, den gesamten Bereich biologisch-psychiatrischer und psychotherapeutischer Methoden bei der Vielfalt psychischer Störungen auch im Detail zu überblicken und entsprechend hohe diagnostische und therapeutische Kompetenzen in allen Bereichen zu besitzen. Deshalb bestehen inzwischen der Bedarf und die Notwendigkeit, einerseits *Weiterbildungszeiten zu verlängern*, um die Basis der erforderlichen diagnostischen und therapeutischen Kompetenzen zu verbreitern, andererseits aber auch neue *Spezialisierungen* innerhalb des großen psychiatrisch-psychotherapeutischen Fachgebietes einzuführen.

Diese Entwicklung birgt jedoch die Gefahr, daß das psychiatrisch-psychotherapeutische Fachgebiet in immer neue kleine Fachgebiete zersplittert, die eine für die Diagnostik und Therapie psychischer Störungen – vor jeglicher Spezialisierung – notwendige Basiskompetenz nicht mehr besitzen. Dies würde zu einem erheblichen Qualitätsverlust der gesamten psychiatrisch-psychotherapeutisch-psychosomatischen Patientenversorgung führen. Um dieser Entwicklung entgegenzuwirken, wird einerseits eine integrierte Weiterbildungsordnung eines sog. *(Basis-)Facharztes* vorgeschlagen und andererseits die Notwendigkeit *ergänzender Spezialisierungen* betont. Innerhalb des Fachgebietes wird die Etablierung folgender *Schwerpunkte* vorgeschlagen, wobei selbstverständlich für eine Besitzstandwahrung derzeitiger Spezialitäten Sorge getragen werden muß:

(Basis-)Facharzt 6jährige Weiterbildung (incl. 1 Jahr Neurologie oder Innere Medizin):
– *Arzt für Psychiatrie und Psychotherapeutische Medizin*

Schwerpunkte (2 Jahre, davon 1 Jahr innerhalb des Facharztes, insgesamt 7 Jahre):
– Psychosomatik
– Forensische Psychiatrie

– Suchterkrankungen
– Gerontopsychiatrie

Alternativ ist unter Berücksichtigung von aktuellen berufspolitischen Überlegungen auch folgendes Modell denkbar:

(Basis-)Facharzt 5jährige Weiterbildung (incl. 1 Jahr Neurologie oder Innere Medizin):
– *Arzt für Psychiatrie und Psychotherapie*

Schwerpunkte (3 Jahre, davon 1 Jahr innerhalb des Facharztes, insgesamt 7 Jahre):
– Psychotherapeutische Medizin
– Forensische Psychiatrie
– Suchterkrankungen
– Gerontopsychiatrie

Dieser Weiterbildungsentwurf soll zum einen – unabhängig von seiner alternativen Ausformulierung – den Vertretern der verschiedenen Schwerpunkte eine eigene Identität und Fortentwicklung ermöglichen; er entspricht in seiner Konzeption dem europäischen Modell. Mindestens so wichtig ist, daß die fachliche Zusammengehörigkeit des psychiatrisch-psychotherapeutischen Fachgebietes und seiner psychosomatischen/somatopsychischen Überschneidungen innerhalb der Medizin – in Versorgung und Forschung – betont und psychosomatischen Fragestellungen angemessen Rechnung getragen wird. Dabei bleibt es gerade die Aufgabe des Schwerpunktes *Psychosomatik* bzw. *Psychotherapeutische Medizin*, den fachlichen Austausch mit den somatisch tätigen Kollegen zu pflegen. Dies trüge auch zur kohärenteren und vorurteilsfreieren Wahrnehmung des gesamten Faches in der Gesellschaft bei, was wiederum entscheidende Voraussetzung für die weitere Destigmatisierung psychisch Kranker und ihrer Behandlungs- und Versorgungseinrichtungen wäre. Der nach Bezeichnung, Weiterbildunginhalt und -dauer, aber auch nach Ausgestaltung und Weiterbildungsdauer der Schwerpunkte alternativ konzipierte (Basis-)Facharzt muß vor allem hinsichtlich seiner Weiterbildungsinhalte und Übergangsregelungen mit allen Beteiligten intensiv diskutiert werden.

Die Gestaltung der psychosozialen Anteile in der ärztlichen Weiterbildung muß nicht nur auf psychotherapeutischem Gebiet, sondern auch in anderen Disziplinen überdacht werden. Wegen des sehr hohen Anteils in der *allgemeinärztlichen Versorgung* sollte in der zukünftigen 5jährigen Weiterbildung diesen Inhalten noch breiterer Raum zugeordnet werden. Eine spezielle Hervorhebung psychosozialer Kompetenzen etwa durch eine psychosoziale Zusatzbezeichnung scheint im hausärztlichen Bereich wenig sinnvoll.

Dagegen könnten die anderen Fachärzte wie etwa Gynäkologen oder Dermatologen durch den Erwerb der *Zusatzbezeichnung Psychosomatik* die Möglichkeit des spezifischen Kompetenzerwerbs erhalten. Die Zusatzbezeichnung Psychosomatik würde die fachbezogene Erkennung, Behandlung und Prävention von psychischen und Verhaltensproblemen bei den Erkrankungen des jeweiligen

Fachgebietes umfassen. Für stark interdisziplinär geprägte Bereiche, wie „Sexualmedizin" und „Schmerztherapie", sind kooperative Versorgungsmodelle zu präferieren, bei denen der Einschluß psychiatrisch-psychotherapeutischer und psychosomatisch-verhaltensmedizinischer Kompetenz gegeben ist. Bei der Entwicklung entsprechender neuer Zusatztitel müssen psychiatrische Inhalte in die Curricula integriert werden.

7.3 Versorgungsplanung und -evaluation: Datenbasis und Forschungsbedarf

Versorgungsrealität, -evaluation und -planung bilden die Komponenten eines komplexen Prozesses, dessen konzeptueller Rahmen u. a. durch definierten Bedarf, Konsumentenerwartungen, gesundheitspolitische Vorgaben, fachliche Möglichkeiten und vorhandene oder zugestandene Ressourcen bestimmt wird. Wesentliche Voraussetzung für die Realisierung der planerischen Komponente ist das Vorhandensein einer adäquaten Datenbasis und deren fortlaufende Analyse. Die Abschätzung von Morbiditäts- und Komorbiditätsentwicklungen erfordert die wiederholte Ziehung repräsentativer Stichproben oder Kompletterhebungen mit den heute verfügbaren validen diagnostischen Erhebungsinstrumenten. Längerfristige *Inanspruchnahmetendenzen* müssen durch kontinuierliches Monitoring regional oder überregional erfaßt und in Planungsüberlegungen einbezogen werden. Hierzu liegen in Deutschland nur wenige Daten vor. Ein kumulatives psychiatrisches *Fallregister* in Mannheim wurde wenige Jahre nach seiner Eröffnung auf Betreiben des Landesbeauftragten für Datenschutz des Landes Baden-Württemberg wieder geschlossen, während andere Länder Fallregister erfolgreich aufgebaut und genutzt haben (z. B. Skandinavien).

Auf der Angebotsseite muß einerseits die einheitliche Erhebung von (eindeutigen) *Strukturindikatoren,* wie z. B. Anzahl bestimmter Institutionstypen, vorgehaltener Betten etc., fortgeschrieben werden. Derartige Indikatoren zeichnen allerdings ein unzureichendes Bild von der Versorgungsqualität, die sich nur durch Verwendung von *Prozeß- und Ergebnisindikatoren* adäquat erschließen läßt. In der Diskussion um Notwendigkeit und Anzahl bestimmter Versorgungsinstitutionen, die Höhe von Bettenmeßziffern o. ä. kann viel zu selten auf Ergebnisindikatoren zurückgegriffen werden, da diese in der Regel nicht verfügbar sind. Prozeß- und Ergebnisqualität können ihrerseits nur mit entsprechenden Erhebungsinstrumenten erfaßt werden. Eine auf derartige Bedürfnisse zugeschnittene *Basisdokumentation* (BADO) für klinische Zwecke wurde von der DGPPN vorgelegt und kann bei flächendeckendem Einsatz wertvolle Einblicke in die Versorgungsqualität liefern. Derartige Entwicklungen auch für andere Versorgungsbereiche sind nicht zuletzt Voraussetzung für die vom Gesetzgeber geforderte externe Qualitätssicherung.

Die psychiatrisch-psychotherapeutische *Evaluationsforschung* hat sich in Deutschland nur unzureichend an den Universitäten etabliert, obwohl in den 80er Jahren Modellprogramme mit hohen Summen für die Begleitforschung in Gang gesetzt wurden. Es ist vermutet worden, daß dies mit der Schwierigkeit, die Methodologie des randomisierten Experimentes auf die Feldforschung zu übertragen, als auch die Wirksamkeit einzelner Bestandteile institutioneller Maßnahmen nachzuweisen, in Zusammenhang steht. Normative Strukturvorgaben werden oft politisch umgesetzt, ohne im weiteren qualitativ evaluiert zu werden. Für patientengerecht gehaltene „Plazierung" ersetzt dabei nicht selten die Frage nach empirisch belegter Versorgungsqualität. Durch dieses *evaluative Defizit* ist die psychiatrische Versorgung – insbesondere im extramuralen Bereich – bis auf den heutigen Tag anfällig für ideologische und zeitabhängige Einflüsse. Diese Problematik ist unter ethischem Aspekt bedenklich und muß künftig planerisch stärker reflektiert werden.

Schließlich müssen die Ergebnisse von Therapieevaluationen stärkeren Eingang in die Versorgungspraxis finden. Eine international zunehmend am Kriterium der *empirischen „Evidenz"* orientierte Medizin („evidence-based medicine") bezieht ihre Behandlungsleitlinien nicht mehr ausschließlich aus Expertenmeinungen, sondern aus *Metaanalysen der Ergebnisse empirischer Wirksamkeitsuntersuchungen einzelner Therapieverfahren.* Im Bereich von Psychiatrie und Psychosomatik besteht weiterhin ein erhebliches Defizit an Forschung vor allem in der Psychotherapie und in anderen nichtbiologischen Therapieverfahren, insbesondere was ihren Einsatz unter rehabilitativem Aspekt anlangt. Dieses Defizit ist nur in einer forschungsoffenen Versorgungskultur mittels Bereitstellung notwendiger Ressourcen zu beheben.

Erst die Zusammenführung der verschiedenen Datenbasen und ihre synoptische Würdigung bilden die Grundlage einer *Versorgungsplanung,* deren notwendige normative Prämissen auch empirisch hinreichend abgesichert sind.

8 Zusammenfassung und Ausblick

1971 hat die Deutsche Gesellschaft für Psychiatrie und Nervenheilkunde (DGPN) einen Rahmenplan zur Versorgung psychisch Kranker in der Bundesrepublik vorgelegt. 1997 – gut 25 Jahre später – wird von der Deutschen Gesellschaft für Psychiatrie, Psychotherapie und Nervenheilkunde (DGPPN) ein Positionspapier „Die Behandlung psychischer Erkrankungen in Deutschland" vorgelegt, das die gegenwärtige Versorgungssituation mit dem aktuellen Wissensstand in der Psychiatrie und Psychotherapie abgleichen und damit zur Versorgungsoptimierung beitragen soll. Folgende Themen werden angesprochen:

1. Psychische Störungen sind von hoher gesundheitspolitischer Bedeutung: Mehr als ein Drittel der Bevölkerung leidet irgendwann einmal im Leben an einer der verschiedenen Formen. Psychische Störungen sind heute mittels der verfügbaren Diagnosesysteme verläßlich zu diagnostizieren und zunehmend effektiv zu behandeln. Die Bundesrepublik Deutschland wendet 8 % ihres Bruttosozialproduktes für die Gesundheitsversorgung auf, davon entfallen ca. 10–15 % auf die Behandlung seelischer Erkrankungen. Darüber hinaus fallen weitere, die direkten Kosten übersteigende volkswirtschaftliche Belastungen durch Produktivitätsverlust, Arbeitslosigkeit und vorzeitigen Tod an.

2. Der Kenntnisstand zur Entstehung, Diagnostik und Therapie psychischer Störungen hat sich erheblich vertieft. Dies betrifft die psychologischen, sozialen und biologischen Aspekte der Disposition, Manifestation, Aufrechterhaltung und Chronifizierung sowie die Behandlungsmöglichkeiten dieser Störungsgruppe. Der grundsätzlich erforderliche mehrdimensionale Zugang in Diagnostik und Therapie wird am Beispiel einzelner Störungen erläutert. Hieraus leiten sich Überlegungen zur notwendigen Qualifikation im Fachgebiet Psychiatrie und Psychotherapie sowie anderer Professionen im Versorgungssystem ab.

3. Anknüpfend an diese Vorüberlegungen werden die derzeitige Versorgungssituation in Deutschland hinsichtlich stationärer, teilstationärer, ambulanter und komplementär-rehabilitativer Angebotsstrukturen dargestellt sowie sozialrechtliche Probleme erörtert. Als Fazit ist festzuhalten, daß bei zunehmender Differenzierung der Versorgungsstrukturen Kompetenz- und Koordinierungsdefizite zu Lasten psychisch Kranker bestehen.

4. Hiervon ausgehend werden – nach Ableitung versorgungspolitischer Grundprinzipien – Leitlinien einer künftigen psychiatrisch-psychotherapeutischen Behandlung und Versorgung entwickelt und in ihren professionellen und insti-

tutionellen Konsequenzen ausführlich dargestellt. Danach sind – ausgehend von einem gestuften Filtermodell der Versorgung – Prinzipien einer patientenorientierten Behandlung und Versorgung künftig stärker zu beachten. Voraussetzung hierfür sind einerseits eine verstärkte professionelle wie institutionelle Integration von Basis- und Spezialkompetenzen, andererseits eine bessere Koordination und Vernetzung differenzierter Behandlungsangebote.

5. Es schließen sich Überlegungen zum professionellen Spezialisierungsbedarf hinsichtlich Krankheiten/Störungen bzw. Problemfeldern, Altersgruppen, therapeutischer Kompetenzen und settingspezifischer Erfordernisse an.

6. Abschließend werden Überlegungen zu Entwicklungsperspektiven des Versorgungssystems, zur notwendigen Novellierung der Weiterbildungsordnung sowie zu den Voraussetzungen von Versorgungsplanung und -evaluation angestellt. Es bleibt zu hoffen, daß dieses Positionspapier wie seinerzeit der Rahmenplan die fachliche Diskussion stimuliert und „zunächst unter den Psychiatern eine Übereinstimmung darüber herbeiführt, welche Wege zu beschreiten und wie die Akzente zu setzen sind." Die Voraussetzung für die Diskussion mit den anderen Beteiligten an der Versorgung, vor allem aber mit den politisch Verantwortlichen, ist eine – nicht selbstverständliche – „unité de doctrine" innerhalb der fachspezifischen Kommunität. Diese soll in den nächsten Monaten erarbeitet werden.

9   Ausgewählte Literatur

Arnold M (1995) Solidarität 2000. Die medizinische Versorgung und ihre Finanzierung nach der Jahrtausendwende. Enke, Stuttgart.

Bauer M, Rave-Schwank M (Hrsg.) (1984) Psychiatrische Abteilungen an Allgemeinkrankenhäusern. Tagungsberichte Bd 10. Rheinland-Verlag GmbH, Köln.

BMJFG (1975) Bericht über die Lage der Psychiatrie in der Bundesrepublik Deutschland – Zur psychiatrischen und psychotherapeutisch/psychosomatischen Versorgung der Bevölkerung. Bonn.

BMJFFG (1988) Empfehlungen der Expertenkommission der Bundesregierung zur Reform der Versorgung im psychiatrischen und psychotherapeutisch-psychosomatischen Bereich. Bonn.

Bochnik HJ (1992) Zum Deutschen Ärztetag 1992 in Köln. Psychosomatik – Aspekt aller Fächer oder ein Facharzt für alle? Psycho 18 [4], 255/27–260/30.

Bochnik HJ, Koch H (1990) Die Nervenarzt-Studie. Praxen, Kompetenzen, Patienten. Deutscher Ärzte-Verlag, Köln.

Brenner HD (1995) Stand der Diskussion zur Kosteneffektivitätsfrage in der Gemeindepsychiatrie und Klinikpsychiatrie. Schweizer Archiv für Neurologie und Psychiatrie 146:24–32.

Cording C, Gaebel W, Spengler A, Stieglitz RD, Geiselhart H, John U, Netzold DW, Schönell H, Spindler P, Krischker S (1995) Die neue psychiatrische Basisdokumentation. Eine Empfehlung der DGPPN zur Qualitätssicherung im (teil-)stationären Bereich. Spektrum der Psychiatrie und Nervenheilkunde 1:3-41.

Deutsche Gesellschaft für Kinder- und Jugenspsychiatrie (Hrsg.) (1984) Denkschrift zur Lage der Kinder- und Jugendpsychiatrie in Deutschland. Marburg.

DGPN (1971) Rahmenplan zur Versorgung psychisch Kranker in der Bundesrepublik. Entwicklung und heutige Situation – Vorschläge zur Verbesserung. In: Ehrhardt HE (1972) 130 Jahre Deutsche Gesellschaft für Psychiatrie und Nervenheilkunde. Steiner, Wiesbaden.

DGPPN (1996) Memorandum zur Verbesserung der Psychotherapieforschung in Deutschland. Nervenarzt 67:707–709.

Dilling H, Weyerer S (1978) Epidemiologie psychischer Störungen und psychiatrische Versorgung. Urban & Schwarzenberg, München.

Gaebel W (Hrsg.) (1995) Qualitätssicherung im psychiatrischen Krankenhaus. Springer, Wien New York.

Goldberg D, Huxley P (1980) Mental illness in the community. The pathway to psychiatric care. Tavistock Publications, London New York.

Häfner H (1975) Sondervotum zum Kapitel B.4.2.4 „Die Versorgung von neurotisch und psychosomatisch Kranken im stationären Versorgungsbereich (= stationäre psychotherapeutische und psychosomatische Dienste)". In: Deutscher Bundestag (Hrsg.) Bericht über die Lage der Psychiatrie in der BRD – Zur psychiatrischen und psychotherapeutisch/ psychosomatischen Versorgung der Bevölkerung –. Drucksache 7/4200. Heger, Bonn, 416.

Heimann H, Lange D (Hrsg.) (1995) Psychische Erkrankungen im Erwachsenenalter. Forschung zu Therapie und Rückfallprophylaxe. Fischer, Stuttgart Jena New York.

Hoffmann SO, Schepank H, Speidel H (1991) Denkschrift '90. Zur Lage der Psychosomatischen Medizin und Psychotherapie an den Hochschulen der Bundesrepublik Deutschland. Erweiterte Fassung 1991. PSZ-Verlag, Ulm.

Kruckenberg P, Jagoda B (Hrsg.) (1994) Personalbemessung im komplementären Bereich – von der institutions- zur personenbezogenen Behandlung und Rehabilitation. Aktion Psychisch Kranke, Bonn.

Kulenkampff C, Picard W (Hrsg.) (1989) Fortschritte und Veränderungen in der Versorgung psychisch Kranker. Ein internationaler Vergleich. Tagungsberichte Bd 15. Rheinland-Verlag GmbH, Köln.

Linden M, Maier W, Achberger M, Herr R, Helmchen H, Benkert O (1996) Psychische Erkrankungen und ihre Behandlung in Allgemeinarztpraxen in Deutschland. Ergebnisse aus einer Studie der Weltgesundheitsorganisation (WHO). Der Nervenarzt 67:205–215.

National Advisory Mental Health Council (1993) Health care reform for Americans with severe mental illnesses: Report of the National Advisory Mental Health Council. Am J Psychiatry 150:1447–1465.

Reimer F (Hrsg.) (1994) Versorgungsstrukturen in der Psychiatrie. Springer, Berlin Heidelberg New York.

Rössler W, Salize HJ (1993) Psychiatrische Versorgung: Leitlinien für die Reformpraxis. DäB 90/A1:2526–2528.

Rössler W, Salize HJ, Häfner H (1993) Gemeindepsychiatrie: Grundlagen und Leitlinien. Planungsstudie Luxemburg. Verlag Integrative Psychiatrie, Innsbruck Wien.

Rössler W und Salize HJ (1996) Die psychiatrische Versorgung chronisch psychisch Kranker – Daten, Fakten, Analysen. Band 77 Schriftenreihe des Bundesministeriums für Gesundheit. Nomos Verlagsgesellschaft, Baden-Baden.

Thornicroft G, Brewin CR, Wing J (eds) (1992) Measuring mental health needs. Gaskell, London.

Vollmer RJ (1994) Krankenhausrecht des Bundes. AOK-Verlag GmbH, Remagen.

10 Autoren

Dr. A. Barth-Stopik[1,2], Berlin

Prof. Dr. M. Berger[1,2], Freiburg

Prof. Dr. G. Buchkremer, Tübingen

Prof. Dr. P. Falkai[1,2], Bonn/Düsseldorf

Prof. Dr. M. Gastpar[2], Essen

Prof. Dr. W. Gaebel[1,2], Düsseldorf (federführend)

Dr. C. Kemmerich[1], Freiburg

Dr. H. Lorenzen[1,2], Hamburg

Dr. H. A. Paul[1,2], Kiel

Dr. N. Pörksen[1,2], Bielefeld

Prof. Dr. W. Rössler, Zürich/Mannheim

Prof. Dr. H. Saß, Aachen

Dr. E.M. Wolpert[1], Darmstadt

[1] Vorstandsmitglieder der DGPPN 1995/1996
[2] Vorstandsmitglieder der DGPPN 1997/1998

Springer-Verlag und Umwelt